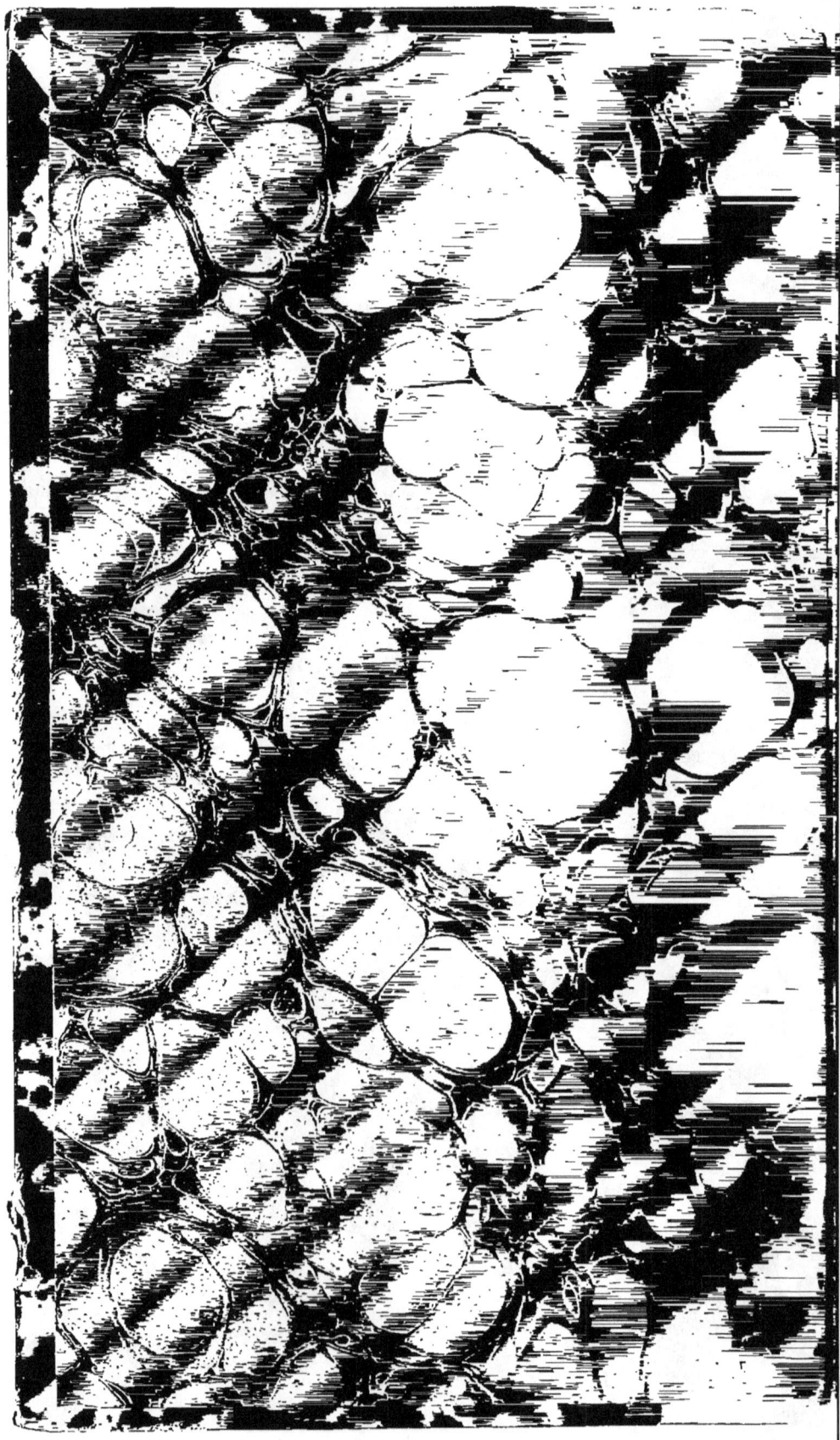

Te 18
642

T.2660.
O.r.

MANUEL

D U

GARDE-MALADE.

PARIS,

Chez FOUCAULT, quai des Augustins, n.° 17.

Et GABON, place de l'École de médecine.

MANUEL
DU GARDE-MALADE,

DES GARDES

DES FEMMES EN COUCHE

ET

DES ENFANS AU BERCEAU,

Par F. E. FODERÉ,

DOCTEUR ET PROFESSEUR A LA FACULTÉ DE MÉDECINE DE STRAS-
BOURG, ANCIEN MÉDECIN DES HÔPITAUX CIVILS ET MILITAIRES
A MARSEILLE, DE LL. AA. RR. LES PRINCES D'ESPAGNE AU
CHATEAU DE VALENÇAY; ASSOCIÉ DE PLUSIEURS COMPAGNIES
SAVANTES, NATIONALES ET ÉTRANGÈRES.

Publié par ordre de feu M. DE LEZAY - MARNÉSIA, Préfet
du département du Bas - Rhin, à l'usage de ses
Administrés.

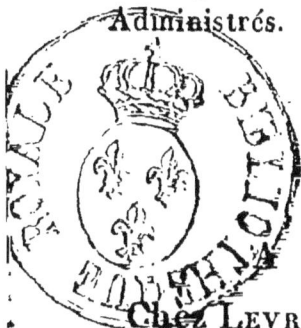

A STRASBOURG,
Chez LEVRAULT, rue des Juifs, n.º 33.
1815.

LETTRE

De M. le Préfet du département du Bas-Rhin, à M. le Recteur de l'Académie.

Strasbourg, le 11 Mars 1814.

MONSIEUR LE RECTEUR,

Permettez que je recourre à vos bons offices près l'École de médecine pour un objet auquel j'attache un très-grand intérêt.

Je désirerais un bon Manuel des gardes-malades.

Il devrait être en deux parties, dont l'une comprenant ce que doit observer le garde-malade à l'égard des malades, et l'autre, ce qu'il doit observer par rapport à lui-même.

Le service du garde-malade, à l'égard des malades, comprend, 1.º, les soins qu'il y a à leur donner, et, 2.º, l'observation des phénomènes ou indications survenues dans la maladie en l'absence du médecin.

Sans entrer dans tous les détails, 1.°
de tous les soins à donner, et 2.° *de toutes les observations à faire par le garde-
malade dans les différentes maladies,* un
Manuel *bien fait devrait présenter non-
seulement le tableau des* soins généraux
et des observations générales *qui s'appliquent généralement à toutes les maladies;
mais encore une suite de tableaux comprenant la série, tant des* soins particuliers *que
des* observations particulières *qu'il y a lieu
d'appliquer à* chaque espèce *de maladie.*

Indépendamment des soins communs à
toutes les maladies, *tels que les* précautions
physiques *relatives à la salubrité et à la
propreté, au renouvellement de l'air, au
degré de la température de la chambre
et de la boisson, de même qu'à celui du bruit
et de la lumière, au changement de linge
et au renouvellement du couchage, etc.,
ainsi que les* précautions morales *relatives
aux questions du malade sur son état,
aux visites qu'il reçoit, aux inquiétudes
qu'il témoigne, aux surprises et saisisse-
mens, etc., il doit y avoir des soins par-*

ticuliers, non-seulement à chaque espèce et même à chaque degré de maladie, depuis son invasion jusqu'à sa convalescence, mais à chaque espèce de constitution, d'âge, de sexe, et même de condition, etc.

De même, indépendamment de l'observation des phénomènes *ou* indications générales *les plus marquées, telles que la faim, la soif, l'agitation, le délire, l'assoupissement, l'abattement, la faiblesse, la pâleur, la rougeur, les frissons, les éruptions, les démangeaisons, les bâillemens, les sueurs, la fréquence des urines et des selles, etc.* (observation dans laquelle l'heure ou la durée de ces apparitions ne doit pas être omise); *il doit y avoir, dans chaque espèce de maladie, des nuances très-décisives, des passages délicats, qui échappent à un garde-malade, mais moins par leur délicatesse que parce qu'il n'a pas été averti de les observer ; certains accidens imprévus ou certaines crises qui, sous peine de la vie du malade, exigent, qu'à quelque heure que ce soit le médecin soit appelé, etc.*

La seconde partie du Manuel devrait comprendre ce que le garde-malade doit observer par rapport à lui-même.

1.º *Pour ceux qui n'approchent pas les malades, ou qui ne les approchent que passagèrement, les préservatifs généraux et les précautions générales peuvent suffire; mais pour celui qui passe toute sa vie avec eux, qui ne respire d'autre air que le leur, qui les touche à tous les instans, qui fait leurs lits, qui les change de linge, etc., ce ne sont plus les préservatifs généraux et les précautions générales, ce n'est qu'un système très-suivi d'observances, soit dans le régime diététique, soit dans l'usage des préservatifs, soit dans les précautions à prendre, tant avant d'approcher qu'après avoir approché les malades, qui peut l'empêcher de contracter leurs maladies, si ces maladies sont contagieuses, ou, du moins, d'en souffrir, quand même elles ne le seraient pas; les émanations d'un malade, même n'étant pas contagieuses, devant être au moins mal-saines.*

2.º *Le malade, à son tour, peut souf-*

frir du contact ou de l'approche d'un garde-malade qui ne serait pas ou très-sain ou très-propre, et cet objet mérite d'être traité.

3.° *Enfin, les communications extérieures du garde-malade, surtout lorsqu'il sert des malades attaqués de maladies contagieuses, peuvent avoir les plus sérieuses conséquences, et le détail de toutes les précautions à prendre de la part du garde-malade, pour que ces communications soient sans danger, ne saurait être poussé trop loin.*

Plusieurs médecins pourraient se partager la composition de ce Manuel, chacun prenant deux ou trois maladies, pour faire le tracé, tant des soins spécifiques que des observations spécifiques à appliquer à chaque espèce de maladie, *et l'un d'entre eux gardant pour lui* le tracé des soins généraux et des observations générales communes à toutes.

Mais l'uniformité de l'exécution et de la méthode est essentielle ici, et, afin de l'obtenir, tous les coopérateurs devraient convenir, avant tout, d'un formulaire commun, qui servirait de patron pour chaque travail particulier, de manière que le même ordre fût rigoureusement suivi dans chacun.

La même uniformité est nécessaire dans la diction, qui doit être laconique, tout en étant très-populaire, et sous forme d'aphorismes.

La partie des observations doit être sous forme de questions, et telles que le médecin les adresse au garde-malade pour être mis au fait de ce qui s'est passé de notable en son absence.

Un bon garde-malade peut être considéré comme le lieutenant du médecin; il est son œil en son absence, et tout le succès d'une ordonnance peut dépendre à tel point de l'exactitude avec laquelle elle est exécutée, que la réputation du médecin et la vie du malade ne sont pas moins dans les mains du garde-malade que dans celles du médecin lui-même.

Il n'importe donc pas moins à l'un qu'à l'autre qu'il soit pris des moyens pour

*former de bons gardes-malades : service
dont sont si loin d'avoir idée la plupart
de ceux qui s'y livrent, qu'il en est peu
d'entre eux qui, à la place d'une pratique
rationnelle, ne suivent quelque routine plus
ou moins pernicieuse, comme de faire
étouffer le malade pour le faire transpi-
rer; de chauffer l'appartement à toute ou-
trance, dans la crainte qu'il ne se refroi-
disse, etc.; et je ne vois aucune bonne
raison pour que chaque école de médecine
ne donne pas à l'usage des gardes-malades, ainsi qu'elle en donne à l'usage des
sages-femmes, un cours exprès, que devrait
avoir suivi tout infirmier pour être admis
comme tel dans les hôpitaux militaires
et civils, de même que tout garde-malade
dans les maisons particulières (ce qui,
pour s'introduire, ne dépendrait que d'une
convention entre les médecins qui prati-
quent, de n'en point prendre d'autres).
Quoi qu'il en soit, et en attendant qu'une
mesure générale soit prise à cet égard,
aussitôt que le Manuel que je désire sera
rédigé, un cours privé de gardes-malades*

sera établi au Noviciat des sœurs de la charité.

Je n'ai pas besoin de m'étendre davantage. Si l'École de médecine veut se prêter à mes désirs (et aucune société n'est plus capable de les remplir avec succès), je lui en saurai d'autant plus de gré que je crois peu d'ouvrages plus utiles.

Recevez, Monsieur le Recteur, l'assurance de mes sentimens distingués.

LEZAY-MARNÉSIA.

Il fut, sur cette invitation, nommé, dans le sein de la Faculté de médecine, une commission composée des professeurs LAUTH, TOURDES et FODERÉ, pour s'occuper de l'objet important de cette lettre ; commission qui a tenu plusieurs séances. Successivement M. FODERÉ est resté chargé seul de ce travail, qu'il ne voulait publier qu'au nom de la Faculté, lorsque M. le Préfet, impatient d'en faire jouir le public, l'a livré à l'impression, durant l'absence de l'auteur.

LETTRE

De M. le Préfet du département du Bas - Rhin, à M. le Doyen de la Faculté de médecine.

Strasbourg, le 23 Août 1814.

MONSIEUR LE DOYEN,

Ayant demandé à M. Foderé, quelques jours avant son départ, où en était l'Instruction pour les gardes-malades dont il s'était chargé, il m'a dit qu'elle était finie.

Je l'ai prié de me la remettre, et elle m'a paru remplir son objet. En conséquence je l'ai donnée à l'impression, persuadé qu'il n'y aura qu'à gagner pour les malades, ainsi que pour les médecins, à mettre ce Manuel dans les mains de ceux qui se destinent au service important de gardes-malades.

Recevez, Monsieur le Doyen, l'assurance de mes sentimens distingués.

LEZAY - MARNÉSIA.

2

AVANT-PROPOS.

L'on ne peut révoquer en doute que les soins de ceux qui gardent les malades ne contribuent puissamment à la guérison de la maladie, et que toute la science d'un médecin ne soit inutile, si ses ordonnances ne sont pas bien exécutées, et si on ne lui rend pas un compte exact de tout ce qui s'est passé dans l'intervalle de ses visites.

Cette vérité se montra dans toute sa force à Monsieur le Préfet du Bas-Rhin, durant une épidémie de *typhus* qui affligea la ville de Strasbourg pendant l'hiver de 1814, en même temps que la ville était bloquée; il témoigna hautement le désir qu'il fût rédigé une instruction populaire, sous forme d'aphorismes, pour les gardes-malades;

fallait s'attacher à combattre ces deux
extrêmes, de manière, cependant, à
avoir égard aux circonstances particulières dans lesquelles la pauvreté ou
l'éloignement des secours peuvent placer plusieurs malades.

Divers préceptes ont déjà été don-
nés sur ce sujet : les uns épars dans
l'Avis au peuple de *Tissot*, dans la Médecine domestique de *Buchan*, et dans
les Aphorismes du médecin du peuple
ou de la montagne, par *Vitet* : les autres dans les trois traités *ex professo*
publiés, le premier en 1775, par M.
Serin, chirurgien au château de Canon
en Normandie, sous le titre d'*Instruc-*
tion pour les personnes qui gardent
les malades, et réimprimé à Lausanne
par les soins de M. d'*Apples*, le jeune,
en 1788 ; le second, à Manheim, en
1784, par M. *May*, médecin allemand ;

le troisième, à Paris, en 1786, par M.
Carrère, médecin français, tous les
deux sous le même titre. Ni les uns ni
les autres ne paraissent avoir rempli
leur but. M. *Carrère* reproche à M.
May (ce que celui-ci reproche à ses
devanciers) d'avoir appris aux gardes-
malades à faire la médecine, et de les
avoir entretenus de discussions au-dessus de leurs connaissances; il tombe
lui-même dans un semblable inconvé-
nient, en employant une grande partie
de son livre à expliquer les symptômes
des maladies, à parler de l'essence des
fièvres et des qualités du pouls : tant
il est difficile d'être conséquent avec
soi-même, et de se mettre parfaitement
au niveau du point que l'on veut traiter.

Ces ouvrages ont pourtant fourni
plusieurs matériaux à celui-ci ; car les
observations sur ce qui concerne l'hom-

me souffrant sont aussi anciennes que la douleur. L'on a évité ce que ces ouvrages ont d'inutile, d'incohérent, de routinier et quelquefois de dangereux, et l'on a ajouté ce qu'une assez longue expérience et les lumières du siècle ont suggéré de plus perfectionné. L'auteur ne s'en est pas uniquement fié à lui-même ; mais il a encore soumis son écrit à deux de ses collègues, MM. les Professeurs *Lauth* et *Tourdes*. Sera-t-il parvenu à éviter les écueils signalés ci-dessus, à apprendre aux gardes-malades tout ce qu'ils doivent savoir, et uniquement ce qui est de leur compétence ?

Il y aurait ici une grande lacune, et une réserve très-préjudiciable à plusieurs malades, si, après s'être retranché vers ce qui a paru devoir appartenir aux gardes-malades de profession, on laissait ignorer que les parens et les amis des malades sont de droit naturel leurs premiers gardes, et qu'ils ont eux-mêmes de grands devoirs à remplir. Ces devoirs sont de trois espèces : relatifs au rétablissement de la santé, relatifs aux secours spirituels, et relatifs à l'arrangement des affaires temporelles.

1.° *Santé.* Ces devoirs consistent spécialement dans le choix d'un bon médecin, ou d'un habile chirurgien, suivant que la maladie est interne ou externe ; tel est, en effet, le changement qui s'opère en nous, lorsque la santé est altérée, que nous ne sommes pas toujours dans le cas de faire nous mêmes un bon choix. Il faut y ajouter, d'appeler des consultans de bonne heure, lorsque la maladie fait des progrès, et de ne pas attendre plusieurs jours avant de recourir à la médecine.

2.º *Secours spirituels*. Les secours de la religion sont d'une grande utilité aux malades, puisque tous les biens découlent du père commun des hommes; mais ils ne sont souvent considérés que comme un arrêt de mort, lorsqu'ils sont administrés trop tard, et d'ailleurs le malade ne jouit plus alors de la plénitude de ses sens : il est donc à désirer qu'il s'établisse l'usage de recourir toujours à ces secours dans les premiers jours de la maladie, et avant que le malade se croie en danger, plus ou moins promptement, suivant les cas.

3.º *Affaires temporelles*. Il en est de même des testamens. Rien n'est plus douloureux et plus fatiguant pour un malade, que d'être obligé de mettre ordre à ses affaires dans un état avancé de la maladie; c'est pire encore lorsqu'il se voit accablé de sollicitations intéressées : soit donc pour ce motif, soit aussi parce qu'à une époque avancée le malade est souvent loin d'avoir tout son discernement, il convient, si l'on ne se décide pas (ce qui serait le mieux, vu l'instabilité de la vie humaine) à régler ses affaires dans l'état de santé, de le faire au moins dès les premiers jours d'une maladie, surtout lorsque le médecin prévoit que l'issue pourra en être douteuse.

Enfin, indépendamment des soins et des secours attachés à leur ministère, les médecins ont aussi d'autres devoirs à remplir, et comme chrétiens, et comme hommes publics, conformément aux anciennes ordonnances de nos Rois ; la connaissance du cœur humain leur suffit pour pouvoir concilier l'exercice de ces devoirs pénibles avec les ménagemens qu'exige notre faible humanité.

Ce Manuel est divisé en quatre sections, sous-divisées en chapitres.

Ire Section. De ce qui concerne la personne des gardes-malades, en général.

IIe Section. Du service des gardes-malades envers les malades, en général.

IIIe Section. Des remèdes et des alimens des malades et convalescens.

IVe Section. Des soins des gardes-malades dans plusieurs cas particuliers de maladies, auprès des femmes en couches, et des petits enfans. *

---

* On trouvera dans cet ouvrage quelques répétitions, mais qu'on a crues nécessaires à cause des personnes pour qui l'on écrit.

MANUEL
DU GARDE-MALADE.

~~~~~~~

SECTION PREMIÈRE.

De ce qui concerne la personne des gardes-malades en général.

CHAPITRE PREMIER.

Des qualités exigées pour former un bon garde-malade.

1. Le garde-malade, quels que soient son sexe et ses qualifications, n'est et ne peut être autre chose qu'un préposé auprès du malade, pour le soigner sous la direction d'un médecin et conformément à ses ordres.

2. Il faut le choisir d'un âge moyen, robuste, adroit; n'ayant point de mauvaise odeur, ni par la bouche, ni par les pieds, ni autrement; sachant lire et écrire; d'une grande propreté; sobre, vigilant,

compatissant, discret, économe, intelli-
gent; capable d'attention à observer tous
les changemens et événemens de la maladie, pour les retracer au médecin; in-
flexible pour tout ce qui est contraire aux
ordonnances du médecin, et fidèle à les
exécuter. Sont impropres à ces fonctions,
les dormeurs, les ivrognes, les gourmands;
ceux qui sentent mauvais, qui ont la courte
haleine, la toux, ou une infirmité quelconque; qui sont imbus de préjugés su-
perstitieux, qui veulent faire les docteurs;
qui sont bavards, présomptueux, qui ne
peuvent se tenir d'indiquer des guérisseurs
et des remèdes : pareils sujets doivent être
renvoyés, parce qu'il en résulterait de
graves inconvéniens, très-souvent funestes
aux malades.

3. Pour encourager, soutenir et ranimer
le malade, que celui qui le garde soit le
premier à montrer un visage tranquille et
assuré, et à témoigner la plus grande
confiance dans les remèdes et dans ceux
qui les prescrivent.

4. Renvoyez sans délai les gardes-ma-

lades pusillanimes, et ceux qui se permettent de censurer le savoir et la conduite des médecins, de faire des changemens dans les remèdes : une pareille conduite est diamétralement opposée à la guérison du malade.

5. Il faut s'attacher à gagner la confiance des malades, en employant toujours la voie de la douceur et de la persuasion, en leur inspirant du courage et de la résignation, en éloignant leurs craintes, et en supportant avec patience leur mauvaise humeur.

6. Celui qui s'offense des discours du malade, quelque vifs et quelque injurieux qu'ils soient, l'irrite et perd sa confiance.

7. Ne vous obstinez pas à retenir une garde pour laquelle le malade a une vive répugnance, car vous aggraveriez sa maladie. Un garde-malade sale et dégoûtant doit être renvoyé, car il ne donne au malade aucun espoir d'être tenu proprement.

8. Que le garde-malade soit sans oreilles pour les petites tracasseries de famille.

9. Qu'il s'abstienne de faire aucuneques-

tion inutile ou désagréable, ou des récits capables d'inquiéter le malade ou de lui déplaire ; il exigera la même retenue de la part des assistans.

10. Il saura écarter adroitement les visites inutiles, les personnes indiscrètes, les donneurs de nouvelles, les bruits fâcheux.

11. Les hommes sont plus forts ; mais les femmes sont plus douces, plus patientes, plus complaisantes, plus vives et plus adroites : c'est pourquoi elles conviennent mieux auprès des malades, toutes les fois qu'il n'est pas nécessaire d'employer des forces.

CHAPITRE II.

Infirmiers des hôpitaux civils et militaires, et sœurs de la charité.

12. Tant les articles précédens que les suivans s'appliquent aux infirmiers des hôpitaux. Les pauvres redoutent surtout d'y aller, par crainte de tomber entre des mains sans pitié ; par conséquent, tout infirmier devenu dur par habitude, ou autrement, n'est plus propre à cet état.

13. Tout infirmier qui retranche à son profit le vin ou les alimens du malade, celui qui dort quand il doit veiller, qui s'enivre, qui ment, qui jure, qui néglige la propreté de la salle, doit être renvoyé immédiatement.

14. Gloire aux humbles et pieux fondateurs des sœurs hospitalières! ils ont rendu un grand service à l'humanité souffrante : mais leur but serait manqué, si ces sœurs venaient à oublier que, par leurs statuts, elles sont instituées *servantes* et non pas *maîtresses* des pauvres; qu'elles sont destinées à obéir à l'administration et aux médecins, et non pas à commander.

15. Le public doit être prémuni, que ni l'habit ni les institutions monastiques ne donnent pas la science des maladies ni des médicamens; que les sœurs de la charité, et en général les religieux, dévient de leur devoir en exerçant la chirurgie et la pharmacie qu'ils n'ont pas apprises, et que le moindre mal qu'ils puissent faire par leur présomption, est de faire perdre au malade un temps précieux.

CHAPITRE III.

Des précautions que les gardes-malades doivent prendre pour se garantir des maladies contagieuses, et pour ne pas les communiquer.

16. La peur occasionne plusieurs maladies : celui qui est peureux ne doit pas faire le garde-malade ; au contraire, la confiance et le courage ont été souvent de puissans préservatifs.

17. Il est des précautions envers les malades et envers sa propre personne, des soins de propreté de la chambre, et des fumigations, qui, si elles n'anéantissent pas tout-à-fait la puissance des contagions les plus actives, en diminuent du moins beaucoup le danger, soit en éloignant et en dissipant les miasmes, soit en rendant moins susceptible de les recevoir.

18. *Envers les malades.* Souvent une maladie qui ne serait pas contagieuse, le devient par la malpropreté dans laquelle on tient les malades : les soins de propreté, tels qu'ils seront détaillés (aphor. 22 et

suivans), sont un des premiers moyens,
non-seulement d'éviter, mais même de
prévenir la contagion.

19. Dans toutes les maladies graves,
évitez de respirer l'air qui sort de la poitrine des malades; détournez votre haleine,
ou retenez la respiration, si vous êtes obligé
de vous baisser sur le lit ou sur le malade:
n'avalez jamais votre salive, et si le service
exige un temps trop long, détournez un
moment la tête pour reprendre haleine
et pour cracher.

20. Il faut surtout détourner l'haleine
et retenir la respiration lorsqu'on découvre
le lit; ne le découvrez jamais brusquement,
mais lentement et par degrés.

21. Ne touchez pas les malades avec des
mains suantes; mais ayez soin, auparavant,
de les essuyer, et même de les sécher avec
un peu de pâte d'amandes sèches, de poudre ou de farine : d'ailleurs, chaque fois
que vous approcherez d'un malade dont
le mal est très-grave, ayez soin de vous en-
tourer des fumigations dont il sera parlé
ci-après.

22. Dans les grandes contagions, mettez même des gants de taffetas ciré.

23. Si vous avez aux mains une écorchure, quelque légère qu'elle soit, ne touchez pas le malade avec les mains nues.

24. S'il a la gale, ou s'il faut lui faire des frictions, servez - vous de gants de peau.

25. Mettez la plus grande attention à ne pas laisser séjourner dans la chambre les linges qui ont servi à essuyer les malades à la suite des garde-robes, ou dans les sueurs; leurs draps, leurs chemises; les vases, linge ou serviettes, chargés de leurs crachats; les vases qui renferment leur urine ou les selles; les linges qu'on ôte à chaque pansement des plaies, ulcères, vésicatoires et cautères.

26. Ne touchez pas ces objets avec les mains; mais transportez-les hors de la chambre avec des pinces, et jetez-les dans des baquets toujours pleins d'eau froide, qu'on renouvellera tous les jours pendant la durée de la maladie : les linges et autres literies ne doivent pas être lavés d'abord

à l'eau chaude, car la vapeur vous nuirait
mais premièrement à l'eau froide

27. Placez le lit au milieu de la chambre;
ôtez-en les rideaux, ou tenez-les toujours
ouverts; ôtez les lits de plume, et, autant
qu'il se pourra, préférez pour couvertures
le chanvre, le lin, le coton, à la laine,
à la soie et au duvet, parce que ces derniers
ne peuvent être lessivés.

28. *Température, ventilations et fumigations.* Persuadez-vous bien que la trop
grande chaleur dans la chambre des malades favorise la contagion, et met obstacle
à la guérison de toutes les maladies : donnez
par conséquent toujours à l'air une température modérée, en graduant le feu d'une
manière proportionnée à la saison. En
général, la chaleur ne doit jamais excéder
du 12.ᵉ au 15.ᵉ degré du thermomètre de
Réaumur, et il est très-prudent d'avoir ce
thermomètre dans la chambre d'un malade.

29. Renouvelez, été et hiver, l'air de la
chambre plusieurs fois dans la journée,
en ouvrant les portes et les fenêtres. En
été, que celles-ci soient toujours ouvertes,

à moins des cas prévus par le médecin. D'ailleurs les autres préceptes indiqués au chapitre suivant, auront également ici leur application.

30. Ne soyez pas obstiné à vous fier aux fumigations de vinaigre simple ou composé, au sucre brûlé, aux odeurs spiritueuses, au genièvre, aux pastilles, quel que soit leur nom, et aux plantes aromatiques ; ces choses ne font que masquer les mauvaises odeurs, sans en détruire les pernicieux effets : recourez aux fumigations avec les acides minéraux ; eux seuls ont la propriété d'anéantir les effluves putrides suspendus dans l'air.

31. Dans la chambre du malade vous entretiendrez continuellement la fumigation suivante : prenez nitrate de potasse (sel de nitre, ou salpêtre purifié) et acide sulfurique (huile de vitriol), demi-once de chaque, pour une chambre de 10 pieds carrés ; versez l'acide, qui doit être concentré, dans un vase de verre, de grès ou de porcelaine ; jetez-y ensuite, peu à peu, le nitre en poudre, qui doit être

bien sec; remuez de temps en temps le mélange avec une baguette de verre, ou un tuyau de pipe de terre; brisez de temps à autre la croûte qui se forme dessus; remuez, et soufflez avec la bouche, avec précaution. Cette dose vous servira huit heures, de manière qu'avec une once et demie de chaque substance. vous aurez la fumigation pendant 24 heures. Si la chambre est plus grande que de dix pieds, vous placerez deux vases fumigatoires au lieu d'un.

32. Pour la chambre ou l'appartement qui contient les linge, matelas, habits et autres effets qui ont servi au malade, vous emploîrez les fumigations avec l'acide muriatique oxigéné, ou avec le soufre brûlé. Prenez cinq onces de sel commun ou de cuisine en poudre; oxide de manganèse; une once; acide sulfurique étendu d'eau, quatre onces : mettez le tout dans une capsule de grès ou de porcelaine, placée sur un réchaud avec du feu, et remuez comme dessus. Cette dose peut vous servir douze heures. Si vous donnez la préférence au

soufre, faites un mélange, par exemple (suivant la grandeur de l'appartement), d'une once de soufre en poudre, et de trois onces de nitre en poudre ; placez d'autre part, sur un réchaud allumé, dans le local que vous voulez purifier, un vase de fer, et quand il est bien échauffé, jetez-y votre mélange (vous pouvez vous servir du soufre seul, mais ce mélange est plus actif) : fermez alors les fenêtres, sortez, tirez la porte sur vous, et n'ouvrez la chambre qu'au bout de 24 heures.

33. Vous auriez pourtant tort de vous fier à ces seules fumigations; elles ne sont efficaces qu'autant que vous y joindrez les autres précautions déjà détaillées, ainsi que les suivantes.

Personne du garde-malade. Afin de ne pas laisser séjourner trop long-temps sur les vêtemens et sur l'habitude de votre corps les émanations des malades, changez souvent de linge, et même, s'il est possible, les vêtemens extérieurs.

34. Donnez la préférence, sur la soie et la laine, aux tissus de fil et de coton :

même, lorsque la maladie l'exige, portez un surhabit de taffetas ou de toile cirée, que vous laissez à la porte du malade quand vous sortez de sa chambre.

35. Lavez-vous, au moins trois fois par jour, le visage, les bras et les mains, avec de l'eau fraîche, de l'eau de savon, de l'eau aiguisée avec quelques gouttes d'eau-de-vie, et même, de temps en temps, avec du vinaigre pur.

36. Il peut être utile de flairer fréquemment une éponge imbibée d'éther sulfurique, ou de vinaigre radical.

37. Dans les grandes contagions, tenez-vous de préférence, quand vous n'êtes pas nécessaire au lit du malade, près de la cheminée ou des fenêtres, et sortez de la chambre, le plus souvent qu'il vous est possible, pour respirer un air nouveau.

38. Autant que possible, que ce ne soit jamais la même personne qui veille deux nuits de suite un malade attaqué d'une fièvre contagieuse.

39. Ne mangez ni ne buvez jamais dans la chambre du malade, et mettez toujours

un intervalle de quatre heures entre vos repas, ayant soin, chaque fois, d'éviter de surcharger votre estomac. Faites choix d'alimens faciles à digérer, suivant l'expérience que vous en aurez faite, et rendez-les suffisamment nourrissans par le mélange de la viande avec les herbages et les racines; buvez aussi un verre de bon vin à chaque repas.

40. Les gens de l'art et les gardes-malades sont souvent les porteurs de l'infection : lors donc que vous avez été auprès d'une rougeole, d'une petite vérole, d'une scarlatine, d'une coqueluche, ou d'une fièvre qui se communique, mettez au nombre de vos premiers devoirs, de vous laver par tout le corps et même les cheveux, de changer complétement de linge et d'habits, avant de communiquer au de hors et d'aller dans d'autres maisons.

SECTION II.

Du service des gardes-malades envers les malades en général.

CHAPITRE PREMIER.
De la chambre et du lit du malade.

41. La chambre du malade doit être grande, propre, bien aérée, à l'abri de l'humidité, et munie d'une cheminée qui ne fume pas, ou d'un poêle, mais plutôt d'une cheminée, quand on le peut.

42. Les malades pauvres, dont le logement est humide ou mal-sain, doivent être placés dans les endroits les plus élevés de la maison, ou dans les granges, ou sous des hangars, si la saison le permet, plutôt que de les laisser dans des écuries ou dans des chambres basses et mal aérées.

43. Le choix de la chambre une fois fait il faut y porter tout ce qui peut être nécessaire à un malade, et mettre chaque chose à sa place, afin que le malade, une fois couché, puisse être tranquille, et qu'il n'entende ni aller ni venir.

Les choses communément nécessaires
sont les suivantes : un pot de chambre, une
chaise percée garnie de son pot, un urinal,
un bassin, une seringue avec toutes ses
dépendances, une couple d'écuelles, autant
de verres et de tasses avec leurs soucoupes,
de l'eau propre, des mouchoirs, des serviettes, des chemises, une ou deux couvertures de reste, un couvre-pied, des
draps de lit de rechange, et des oreillers
pour différens usages qui dépendent des cas
où un malade peut se trouver et qu'il n'est
pas possible de prévoir.

44. En hiver, renouvelez l'air de la chambre plusieurs fois le jour; au printemps
et en automne, laissez les portes et les fenêtres plus long-temps ouvertes; en été,
que la communication avec l'air extérieur
soit toujours libre, excepté dans les jours
frais et humides.

45. Dans les grands froids, réglez la
température de la chambre sur l'avis du
médecin, en ayant toujours égard à ce qui
a été indiqué par l'aphorisme 28.

46. Ne souffrez jamais de charbon dans

la chambre du malade, lorsque même il est
assez brûlé pour ne donner aucune odeur
sensible; mais entretenez continuellement,
dans la cheminée ou dans le poêle, un feu
plus ou moins vif, suivant la saison, l'espèce de maladie, et l'ordonnance du médecin.

47. Dans les grandes chaleurs, faites des
irrigations et des projections d'eau; arrosez
la chambre plusieurs fois dans la journée;
suspendez au plancher des branches vertes
de peuplier ou de saule, trempées dans
l'eau.

48. Lorsque, pour renouveler l'air, durant la mauvaise saison, vous ouvrez les
portes et les fenêtres, mettez le malade à
l'abri des courans d'air, en le couvrant de
son drap de lit, ou en joignant les rideaux,
si la nature de la maladie permet de les
conserver.

49. Si vous êtes obligé de tenir les
fenêtres fermées, laissez toujours les rideaux du lit ouverts, à moins que l'impression de la lumière ne s'oppose au sommeil du malade; mais, dans ce cas, faites

plutôt obscur du côté des fenêtres en fermant les volets, en mettant des couvertures, ou par tout autre moyen.

50. Soyez très-attentif à maintenir la propreté de la chambre, et, sous aucun prétexte, n'y laissez jamais séjourner les linges et les vases qui contiennent les matières évacuées. Balayez-en le sol avec soin, après l'avoir arrosé; ne permettez pas que le malade crache sur son lit , sur les murs et les meubles de sa chambre; et, s'il ne peut s'en empêcher, nettoyez-les de suite.

51. Ne tenez point de fleurs dans la chambre du malade, et, autant qu'il se pourra, n'y préparez jamais ni bouillons ni alimens.

52. Si la chambre et le lit sont infectés de punaises, poux , puces et autre vermine, transportez le malade dans un autre appartement, nettoyez le lit, faites brûler une ou deux onces de soufre, suivant l'espace, en fermant portes et fenêtres : après 24 heures, ouvrez les fenêtres, et allumez du feu à la cheminée pour renouveler l'air.

53. Si le malade est fatigué par des mouches, cousins, ou autres insectes de ce genre, tenez près de son lit des branches fraîches de saule et de peuplier, ou faites des fumigations nitriques.

54. Le lit sera, autant qu'il se pourra, composé d'une paillasse, de deux matelas de crin ou de laine, recouverts d'une toile cirée, et d'un drap plié en quatre, que vous placerez en travers et au milieu du lit; de deux draps et de couvertures légères, plus ou moins chaudes, suivant les circonstances de la maladie, les habitudes du malade et la saison.

55. Les matelas de plume et les couvertures de plume procurent trop de chaleur, et sont plus difficiles à sécher.

56. Placez le lit de manière que vous puissiez facilement vous remuer tout autour, et ne le laissez jamais dans une alcove.

57. Faites le lit au moins une fois par jour, à l'exception des cas prévus par le médecin.

58. Que les matelas, les couvertures, et

surtout les draps de lit, soient tenus très-
proprement et souvent changés.

59. Regardez comme un préjugé absurde
de ne pas vous servir de linge de lessive;
seulement ayez bien soin de le sécher avant
de vous en servir.

60. Lorsque les moyens du malade ne
permettent pas de renouveler les matériaux
du lit, il vaut mieux le faire coucher sur
un lit de paille sèche, ou de balle d'avoine,
qu'il faudra changer autant de fois que la
propreté l'exigera.

61. Ne laissez jamais coucher deux malades, quel que soit leur âge, dans le même
lit; ni même, lorsque la chose est possible,
dans la même chambre.

CHAPITRE II.

Des soins envers les malades en général.

62. Le traitement des maladies exige
d'autant plus de calme qu'elles sont plus
aiguës : garnissez avec du linge le marteau
de la porte, le battant des sonnettes; faites
qu'on marche doucement dans l'escalier et

dans la maison; empêchez les rixes et les altercations; obtenez qu'on ne fasse pas de bruit au-dessus de la tête du malade, et surtout opposez-vous à toute discussion ou conversation qui pourrait se faire dans sa chambre, quand même ce serait à voix basse.

63. Les petits soins et les attentions particulières flattent les malades, et contribuent singulièrement à leur tranquillité; soyez donc toujours prêt à voler à leur secours, à prévenir leurs besoins, et à les soulager dans leurs mouvemens.

64. Remarquez d'abord quelle est l'attitude de leurs membres et la position dans le lit, avec lesquelles ils éprouvent le plus de bien-être, pour pouvoir les leur rendre lorsqu'ils se sont dérangés; accoutumez-vous à le faire avec adresse et dextérité pour ne pas les impatienter et les faire souffrir.

65. Tel aime qu'on s'occupe de lui; tel autre veut qu'on le laisse tranquille, livré à lui-même, et se trouve incommodé par des soins trop empressés : ayez donc soin

d'étudier le caractère des malades, pour vous conduire suivant leurs goûts, et pour que vos attentions ne deviennent ni fatigantes ni incommodes.

66. En général, amusez les enfans, causez avec les femmes, parlez peu aux hommes, flattez les riches, consolez les pauvres.

67. Tous les malades ont des fantaisies, dont les unes sont indifférentes à la guérison, et les autres nuisibles. Sachez souvent les deviner; faites-en part au médecin, pour pouvoir satisfaire aux premières, et écarter les secondes avec adresse et persuasion.

68. Il a déjà été question de la propreté et de la nécessité de renouveler souvent les chemises, draps et autres linges (aphor. 58 et 59); ajoutez-y la propreté du corps du malade: profitez, soit dans les maisons particulières, soit dans les hôpitaux, du commencement de la maladie, pour lui laver les pieds, les bras, les mains, le cou, le visage; pour le tondre et le peigner, s'il a de la vermine. Ces soins ne peuvent plus avoir lieu durant le courant de la

maladie, et on ne doit se les permettre dans la convalescence que sous l'ordonnance du médecin.

69. Ayez soin non-seulement de l'essuyer, mais encore de lui laver le fondement avec de l'eau froide ou tiède, suivant la saison et la maladie, chaque fois qu'il a été à la selle.

70. Rien ne soulage, ne rafraîchit et ne repose autant un malade, que de faire son lit et changer ses draps : vous devez le faire aussi souvent que sa situation et ses forces le permettent.

71. Ne remuez jamais un malade qui est très-mal, et surtout évitez qu'il se dresse ou qu'il se tienne assis.

72. Si le malade ne peut point se tenir levé tandis qu'on fait son lit et qu'on renouvelle ses draps, on le fait coucher sur un canapé, sur une chaise longue, ou sur un autre lit; ou on l'y porte, s'il ne peut ou ne doit pas y aller lui-même.

73. S'il est trop faible pour se rouler lui-même de son lit sur un autre lit placé exprès à côté du sien, ou si le genre de

maladie ne permet pas ce mouvement, on l'enlève avec le matelas de dessus et ses couvertures; on le place sur un autre lit ou sur le plancher: on fait son lit, on y met d'autres matelas, d'autres draps et couvertures; puis on l'en rapproche sur le même matelas où il est couché; on l'élève au niveau de son lit, on incline doucement le matelas, et une autre personne dirige et soutient le malade, pour le glisser dans son lit sans secousse.

74. Ayez égard, en faisant le lit, aux habitudes du malade et au genre de sa maladie (aphor. 160 et suiv.) : tel veut avoir la tête plus ou moins élevée, le lit plus ou moins plat, plus ou moins en pente; ayez soin de n'y rien changer, à moins que la maladie ne l'exige.

75. Les draps de lit, les chemises, doivent toujours être légèrement chauffés, et à une température qui varie suivant celle de la saison et suivant la chaleur du malade. Prenez garde que le feu qui est dans la bassinoire n'ait de l'odeur; et, en général, il vaut mieux, pour chauffer le lit, que

vous vous serviez d'un moine, ou de vases fermés remplis d'eau bouillante : la chaleur en est plus douce et plus égale. Il vaut aussi mieux, pour chauffer la chemise et les autres linges, se servir d'un tambour, que de la bassinoire et du feu de flamme.

76. Quand vous changez de chemise au malade, mettez-le à l'abri des courans d'air, et faites-le le plus promptement possible. Élargissez l'ouverture de la chemise, pour y faire d'abord passer la tête, et le corps jusqu'au milieu du tronc, de manière que l'ouverture des manches se rencontre avec les mains du malade, ses bras étant à demi fléchis ; alors tirez doucement à vous de bas en haut. Il faut que les chemises des malades soient larges, bien fendues, et de linge à demi usé.

77. Ne faites jamais aucune ligature dans les chemises et autres vêtemens du malade, ni au cou, ni à aucun autre endroit du corps.

CHAPITRE III.

De la conduite des gardes-malades, pour tout ce qui concerne les diverses évacuations, telles que garde-robes, urines, crachats, etc.,

78. Une chaise percée est très-utile dans les maladies ; à son défaut, il faut du moins avoir des vases de nuit hauts, solides, à bords larges et plats, afin que le malade ne se blesse pas, et qu'il puisse s'asseoir commodément dessus.

79. Si le malade, à cause de sa faiblesse ou de la nature de la maladie, ne peut ou ne doit se lever du lit, on passe sous lui, lorsqu'il en est besoin, un bassin plat, dont les bords sont recouverts d'un bourrelet de peau, ou fait avec une serviette fine et usée ; et, pour cela, on le soulève légèrement et très-doucement, en le laissant appuyé sur ses oreillers, et l'on observe les mêmes précautions en retirant le bassin.

80. On est en usage, lorsqu'il n'est pas même praticable de passer le bassin, de mettre un drap en plusieurs doubles sous

le malade, d'en arrêter une des extrémités à un côté du lit, et de rouler l'extrémité opposée ; de soulever un tant soit peu le malade chaque fois qu'il a poussé une selle, de tirer doucement le drap du côté où il est arrêté, et de rouler, à mesure que l'on tire, la portion qui est salie, tandis qu'on déroule le côté opposé : mais cette manière de faire entretient l'infection auprès du malade. Il vaut mieux avoir plusieurs pièces piquées, ou des linges usés, en plusieurs doubles, de la largeur de deux pieds, attachés les uns à la suite des autres par des rubans aux quatre bouts ; à mesure qu'une des pièces est mouillée, on la retire, et on amène, en la retirant, une pièce sèche sous le malade : par ce moyen, on peut enlever chaque fois ce qui a été sali.

81. Il ne faut pas moins, toutes les fois que le malade rend involontairement l'urine et les matières fécales, changer aussi le matelas et la toile cirée (aphor. 54) une fois par jour ; et l'on ne doit les employer de nouveau, qu'après les avoir

exposés pendant quarante-huit heures à l'air libre et sec.

82. Il est d'autant plus essentiel (aphor. 69), lorsque le malade fait sous lui, de le nettoyer et de le laver aussi souvent qu'il est possible.

Dès que le malade, depuis long-temps alité, se plaint de douleurs au dos et aux fesses, accompagnées de rougeur, appliquez sur la partie, en attendant l'avis du médecin, des linges imbibés d'eau-de-vie; ayez soin d'examiner avec attention ces endroits chaque fois que le malade va à la selle, lors même qu'il ne se plaint pas, parce que souvent il ne sent point son mal.

83. Faites la fumigation de gaz nitrique auprès du lit du malade, aussitôt qu'il a rendu une garde-robe, ou qu'il s'est sali, pour détruire la mauvaise odeur (aphor. 30 et 31).

84. Observez avec attention le nombre des selles que le malade a rendues; leur quantité, leur consistance, leur couleur, et leur odeur; si elles sont sanguinolentes, si elles contiennent des vers; la facilité

ou la difficulté que le malade a eue à les rendre, afin d'en rendre compte au médecin : réservez-les, lorsque celui-ci l'aura prescrit, ou lorsque vous y verrez quelque chose d'extraordinaire, dans un lieu écarté de la chambre du malade, que vous parfumerez avec la fumigation de l'aphorisme 32.

85. Il ne faut pas moins d'attention pour observer dans le même but la quantité des urines, leur odeur, leur couleur; si elles sont proportionnées à la boisson, aigres, fétides, ou avec toute autre odeur; si elles sont claires, rouges, noires, huileuses, troubles, chargées d'écume; si elles ont un sédiment ou un dépôt.

86. Presque toujours un médecin a besoin d'examiner par lui-même les urines : prenez, pour cela, l'urine rendue le matin immédiatement après le réveil du malade, et mettez-en dans un verre de cristal, aussi large vers son fond que vers ses bords, que vous conserverez dans un endroit frais.

87. Ayez pareillement égard, pour en

faire un rapport fidèle au médecin, à la fréquence, au degré, au plus ou moins de violence, de la toux qui accompagne ordinairement l'expectoration ; au plus ou moins de facilité ou de difficulté de la sortie des crachats ; à la couleur, à la consistance et à la quantité de ces derniers, s'ils sont plus ou moins abondans, clairs, écumeux, liquides, épais, gluans, blanchâtres, jaunâtres, verdâtres, teints de sàng, fétides ou sans odeur.

88. Tâchez d'obtenir du malade qu'il ne crache, ni contre la muraille, ni sur ses couvertures ; couvrez celles-ci d'un linge blanc, que vous renouvellerez souvent, et engagez le malade à se servir uniquement d'un crachoir, pour pouvoir montrer au médecin la matière de l'expectoration.

89. Observez, pour les sueurs, leur durée, leur température, leur couleur, leur odeur, leur consistance, leur siége ; si elles sont froides ou chaudes, jaunâtres, verdâtres, ou sans couleur, aigres, fétides ou inodores, claires, épaisses ou gluantes ; si elles occupent généralement tout le

corps, ou si elles sont bornées à une ou plusieurs parties; si la chaleur est égale, ou si elles sont accompagnées de froid et de chaud, de frissons ou de frémissemens de tout le corps ou de quelque partie, de soif, de chaleur, d'agitation, etc.

90. Gardez-vous de provoquer les sueurs en surchargeant le malade de couvertures, en l'enfermant dans des rideaux, en l'abreuvant de boissons chaudes et échauffantes, à moins que cela n'ait été ordonné; conformez-vous toujours, pour la température à donner à la chambre, à ce qui a été dit dans l'aphorisme 28.

91. La sueur n'est pas toujours utile, et c'est au médecin à décider le cas; lorsqu'il a été décidé qu'elle ne l'est pas, ne vous obstinez pas à refuser au malade de le changer de linge, de draps de lit, et de l'essuyer.

92. Quand la sueur est jugée critique, ne la provoquez pas; mais engagez le malade à rester tranquille dans son lit, et à ne pas se remuer de côté et d'autre, s'agiter et se tourmenter, à ne pas soulever

Ses couvertures, et à ne pas les laisser re-
tomber, à ne pas écarter ses genoux, et
à ne pas les tenir élevés. Pour satisfaire
l'impatience des malades, contentez-vous
de leur essuyer le visage avec des linges
un peu chauds ; de placer entre la chemise
et la peau, des linges chauds qu'on retire
dès qu'ils sont mouillés, et qu'on renouvelle : mais faites-le avec beaucoup de
précaution, pour ne pas donner du froid
ou de l'air au malade.

93. Lorsque la sueur commence à se
refroidir, il faut sur-le-champ changer le
malade de chemise et de bonnet, après
les avoir fait chauffer : dans ce cas, le malade sera mis à l'abri des courans d'air,
et l'on doit bien se persuader que l'air
qui entre par une petite ouverture, est
plus dangereux que si on tenait les portes
et les fenêtres ouvertes.

SECTION III.

Des remèdes et des alimens.

CHAPITRE PREMIER.

De la conduite du garde-malade dans l'administration des remèdes prescrits.

94. C'est une erreur bien dangereuse, qui vient autant de l'ignorance où l'on est de la structure du corps humain, que du défaut d'observation, de croire que l'application des remèdes en dehors est sans conséquence; car elle en a au contraire beaucoup, et en bien et en mal. Les gardes-malades, et les personnes étrangères à la médecine, doivent donc éviter d'en conseiller, et se bien persuader que rien n'est indifférent dans le traitement des maladies.

95. Demandez à celui qui traite le malade, si par hasard il avait oublié de le dire, dans quoi il faut administrer les poudres, les sels et les pilules; faites aussi déterminer l'heure fixe de l'administration des remèdes, ainsi que les cas de suspension de cette administration.

96. Un des principaux devoirs des gardes-malades est de vaincre la répugnance que les malades ont presque toujours pour les remèdes, et de leur en diminuer, autant qu'il est possible, le désagrément. Pour cela, jusqu'au moment où il faut les prendre, évitez d'en parler, de les faire voir, d'en faire sentir l'odeur : lorsque vous les leur présentez, que ce soit dans l'obscurité, en les approchant de suite de leur bouche, de manière qu'ils ne puissent en apercevoir ni la couleur ni l'odeur.

97. Pour en sauver le mauvais goût, donnez par opposition, avant et après leur administration, un gargarisme ou une tablette d'une saveur différente de celle du médicament : comme l'acide du citron à ce qui est amer; le sucre, à ce qui est âpre; l'eau fraîche, à ce qui est salé; l'eau-de-vie, à ce qui cause des nausées, etc.

98. Il faut délayer les poudres dans un véhicule, en sorte qu'elles forment une espèce d'émulsion; les pilules se donnent dans une cuillerée d'eau, etc. Si le malade est difficile, il faut introduire la cuiller

vers la partie postérieure de la bouche ;
on le force par là d'avaler, et il ne peut
cracher son remède : s'il ne desserre pas les
dents, il faut tâcher de placer entre les
dents une cuiller à café ou le manche d'une
cuiller à soupe, pour écarter celles-ci, et
faire glisser ensuite sur ce conducteur la
cuiller chargée du médicament.

99. Cependant la force pour contraindre
les malades à prendre les remèdes, les irrite,
et rend les accidens plus graves : ne l'employez donc jamais, à moins que cela ne
soit prescrit ; mais mettez en œuvre, pour
les engager à se soumettre, surtout lorsqu'il s'agit des enfans, beaucoup de patience, de douceur, de fermeté et d'industrie.

100. Procurez à ceux qu'on fait vomir,
une situation commode qui facilite le vomissement sans augmenter leur fatigue : dans
ces vues, placez-les sur leur séant, et sou-
tenez le dos au moyen de deux ou trois
oreillers, posés l'un sur l'autre d'une manière graduée ; tenez-vous debout à côté
du malade, passez un bras derrière sa tête,
en ramenant en avant la main, que vous

appuyez sur le front, et que vous soute-
nez constamment pendant tout le temps
qu'il vomit.

101. Ne vous pressez pas de faire boire
le malade, quoiqu'il éprouve des nausées,
des maux de cœur, des soulèvemens d'estomac; attendez, au contraire, que le vomissement ait commencé, ou au moins que
ces symptômes soient portés à un degré
considérable sans produire aucun effet.
Alors, commencez à faire boire, et réitérez
la boisson toutes les fois que les vomissemens recommenceront, en la soutenant
pendant autant de temps que cela aura
été prescrit par le médecin.

102. Indépendamment de ce qui a été dit
à l'aphorisme 97, quelques malades réussis-
sent à avaler plus facilement les purgatifs en
se serrant fortement le nez. Il faut aussi
prévenir qu'on ne les rejette pas, et on y
réussit en appliquant sur le creux de l'estomac des linges chauds, qu'on renouvelle
fréquemment; en faisant rouler dans la
bouche du café, un zeste de citron, de
l'eau-de-vie et même de l'eau simple; sur-

tout en faisant mâcher de la croute de pain grillée, qu'on rejette et qu'on renouvelle jusqu'à ce qu'on n'éprouve plus de rapports.

103. Ne faites boire le malade que deux heures après le purgatif, à moins qu'autrement n'ait été prescrit, ou qu'il ne survienne des anxiétés et des vomissemens; dans ce dernier cas, favorisez le vomissement par de petites doses d'eau tiède, et prévenez de suite le médecin. Dès qu'on a commencé, il faut continuer à faire boire souvent, au moins toutes les demi-heures.

104. Durant l'effet du purgatif, quelque abattu que paraisse le malade, ne lui donnez ni aliment solide, ni soupe, ni vin, si le médecin ne l'a pas prescrit; contentez-vous de le soutenir avec des bouillons légers, que vous rendrez plus ou moins forts après l'effet du remède, suivant l'ordonnance.

105. Le sommeil qui survient pendant l'action du purgatif ne doit pas être interrompu; bien loin d'en retarder les bons effets, il les favorise.

106. Le jour d'un vomitif ou d'un purgatif, empêchez le malade de passer de sa chambre dans un lieu froid ou humide, ou d'être frappé d'un courant d'air capable de diminuer la transpiration insensible. Si le malade est levé, et qu'il en ait la commodité, il pourra passer dans un appartement voisin, convenablement échauffé, après l'effet de son remède, pour faire prendre l'air à sa chambre.

107. Il faut tenir dans un endroit frais les vases qui contiennent les différentes espèces de boissons; et s'il a été prescrit de les donner tièdes, on ne doit approcher du feu que la quantité nécessaire pour chaque dose.

108. Lorsqu'il a été prescrit pour différens temps de la journée plusieurs espèces de boissons, il faut avoir soin de mettre une étiquette sur chaque vase, afin de ne pas les confondre.

109. La qualité, la quantité, le temps et le degré de chaleur de la boisson, ayant été prescrits, le garde n'y doit rien changer, malgré le désir du malade et des assistans.

110. Lorsque le sommeil est doux, tranquille, qu'il peut réparer les forces, il est nuisible de réveiller le malade pour le faire boire.

111. Si le flux menstruel commence à paraître, ou le flux hémorrhoïdal, ou un saignement de nez, ou une sueur abondante et critique, ou une éruption cutanée quelconque, ou s'il survient un redoublement de fièvre, ou tout autre accident extraordinaire imprévu, le garde-malade préviendra de suite le médecin, et il suspendra, en attendant son avis, l'administration des remèdes prescrits.

CHAPITRE II.

Des remèdes dont on peut confier l'administration et la confection aux gardes-malades.

112. Il est généralement préférable que tous les médicamens se préparent dans les pharmacies ; il conviendrait aussi de ne confier qu'à la main du chirurgien toute opération quelconque sur le corps humain,

elle n'en serait que mieux faite : mais il
est des circonstances où l'on est empêché
de recourir à ces secours, et où le garde-
malade doit nécessairement les suppléer.
Avec cela, la capacité de ces employés ne
peut et ne doit s'étendre qu'à la préparation
des tisanes communes, de quelques infusions, du petit-lait simple ; qu'à la préparation et à l'application des cataplasmes, des
fomentations, des frictions, des lavemens,
des suppositoires ; qu'au pansement des
vésicatoires et cautères, et à l'apposition
des sangsues, dans les cas où la décence
l'exige ; enfin à la conduite des bains.

113. Les vaisseaux où l'on prépare les
remèdes et la nourriture du malade, doivent être de terre bien cuite, de porcelaine
ou de faïence, et exactement lavés et es-
suyés l'instant avant et après la préparation.
Il faut proscrire de cet usage les vases de
cuivre, quelque bien étamés qu'ils soient,
et les vases d'étain, parce qu'il est rare
que ces derniers ne contiennent pas du
plomb.

114. Renouvelez les infusions, les tisa-

nes, les bouillons, en hiver de douze en douze, et dans les chaleurs de l'été, de six en six heures.

115. Il faut toujours, avant de les employer, laver dans l'eau fraîche et pure les fleurs, les feuilles, les tiges, les racines, les écorces et les graines. On ne fait qu'infuser, c'est-à-dire préparer en guise de thé, les fleurs, les feuilles et les racines d'un tissu tendre ; il faut, au contraire, faire bouillir les bois, les écorces et les racines d'un tissu dur et dépourvu de principes odorans: on est quelquefois obligé de laisser tremper auparavant les plantes que l'on veut faire bouillir ; mais ces cas doivent être indiqués par le médecin.

116. Pour l'infusion, on verse de l'eau bouillante sur les fleurs, les feuilles, les tiges et les racines prescrites ; on couvre exactement le vase, et on laisse macérer le mélange pendant un quart d'heure ; ensuite, on passe le tout à travers un linge fin.

117. Pour la tisane ou la décoction, on ne doit employer qu'une ébullition

lente, légère, et soutenue au même degré
de chaleur : on passe également le tout
à travers un linge fin ; car on ne doit
jamais laisser dans le liquide les matières
qui ont servi à l'infusion ou à la décoction.

118. Si vous voulez faire, par exemple,
de la tisane d'orge, qui est la plus usitée,
vous prenez de l'orge mondé, une cuillerée à bouche pour un pot d'eau ; vous le
lavez et vous le faites bouillir lentement
jusqu'à ce qu'il soit crevé, et que l'eau
soit un peu visqueuse ; alors vous retirez
le pot du feu, et vous passez comme dessus, et conservez pour l'usage, suivant
l'aphorisme 107.

119. Les racines dures, telles que le
chiendent, que l'on emploie souvent avec
l'orge en tisane, doivent être écrasées au pa-
ravant et mises sur le feu avant l'orge ;
au contraire les racines de bois tendre,
telles que la réglisse, qu'on emploie pour
donner de l'agrément et de la douceur à
la tisane, ne doivent être ajoutées que sur
la fin de la décoction, et ne bouillir que

quelques minutes; autrement la tisane en devient amère.

120. Les tisanes ou eaux de veau et de poulet, se préparent de la manière suivante : on prend quatre onces de tranche de veau absolument dépouillée de graisse, on la coupe en deux ou trois morceaux, on la fait bouillir dans vingt-quatre onces d'eau pendant vingt-quatre ou vingt-cinq minutes; on ôte l'écume, s'il s'en élève; on retire le vaisseau du feu, on passe la liqueur, et on la garde pour l'usage. On enlève la peau d'un poulet très-jeune, on lui ôte les entrailles, les pattes et la tête; on le fait bouillir à petit feu dans quatre à cinq livres d'eau, jusqu'à ce que la liqueur ait diminué d'un tiers; on retire l'eau du feu, et l'on passe sans exprimer. On fait bouillir plus long-temps, soit le veau, soit le poulet, si l'on veut une tisane plus forte; ce qui est alors un bouillon. Pour corriger la fadeur de ces tisanes et les rendre moins indigestes, on est dans l'usage d'ajouter à la chair une pincée de cerfeuil, quelques feuilles de chicorée sauvage, etc.,

suivant la prescription du médecin; il faut
alors se conduire avec ces plantes d'après
les aphorismes 115 et suiv.

121. Pour faire le petit-lait simple,
vous prenez une quantité déterminée de
lait de vache écrémé, ou de chèvre, suivant la prescription; vous le faites bouillir
légèrement sur un petit feu; lorsqu'il est
bouillant, vous y jetez un peu de bon
vinaigre pour le faire cailler, une cuillerée
à bouche par pot de lait; vous le laissez re-
poser, ensuite vous le passez à travers une
étoffe de laine; quand tout le clair a passé,
vous y ajoutez un blanc d'œuf sur une
livre de liqueur, que vous mêlez exactement; vous remettez alors sur le feu, et
quand le mélange est bouillant, vous y
jetez de nouveau du vinaigre; ensuite vous
le retirez du feu, et vous passez de nouveau par une étoffe de laine sèche et
propre. Pour être bien fait, le petit-lait
ne doit point être d'une couleur laiteuse;
mais il doit être clair, et présenter une
couleur tirant sur le verdâtre ou sur le
doré.

122. La mie de pain destinée aux cataplasmes doit être émiettée, avant de la faire bouillir : il faut avoir soin de bien remuer à mesure que la décoction s'en fait ; il faut remuer de même lorsqu'on emploie des farines, pour que le cataplasme soit égal, et pour éviter qu'il ne contienne des grumeaux. Pour les cataplasmes de racines, après les avoir lavées, il faut les ratisser, les râper ou bien les piler, et après qu'elles sont bien cuites, les piler de nouveau, jusqu'à ce qu'elles soient réduites en pulpe ; les passer ensuite au tamis de crin. Pour les jeunes tiges, sommités, feuilles, fleurs et fruits, destinés au même usage, on les écrase, ou on les pile dans un mortier de marbre, lorsqu'ils sont cuits, pour en former une pâte molle et sans fibres. Les ognons doivent d'abord être cuits sous la cendre chaude, jusqu'à ce qu'ils soient bien mous ; on les fait bouillir ensuite, on les pile et on les passe au tamis. Si l'on doit ajouter aux cataplasmes des huiles ou des graisses, on ne le fait que lorsque la décoction est finie et encore chaude :

on a soin de remuer jusqu'à ce que le mélange soit bien fait.

123. Le cataplasme, ainsi préparé, doit s'étendre bien égal de l'épaisseur d'au-moins trois lignes sur un linge qui lui sert d'excipient. On le fait un peu chauffer, s'il est refroidi : avant de l'appliquer on a soin de raser la partie, s'il y a des poils. Les cataplasmes doivent être renouvelés, lors-qu'ils sont refroidis : il faut renouveler entièrement ceux qui contiennent des fari-nes de seigle, des farines légumineuses ou de la mie de pain; quant à ceux qui sont faits avec des herbes bouillies et pilées, on peut, pour la première fois, les réchauf-fer sans les déplacer, en les arrosant au moyen d'une éponge imbibée de l'eau dans laquelle on les a fait bouillir.

124. Les fomentations sont de deux es-pèces, sèches ou humides. Les premières se font par l'application, sur la partie qu'on veut échauffer, de linges chauds ou de sachets remplis de cendres chaudes, de sel en poudre rôti, ou de son, d'avoine, de millet, etc., rissolés. On prépare les

dernières, en trempant dans la décoction chaude de plantes prescrites et qu'on a fait bouillir , des flanelles ou morceaux de laine, qu'on applique sur la partie à fomenter, après avoir garni de linge l'endroit sur lequel elle repose. La règle pour la chaleur des fomentations, comme pour celle des lotions, est qu'on puisse y laisser les doigts sans en être incommodé.

125. Pour faire ces fomentations de manière qu'elles ne mouillent ni les draps de lit ni la chemise du malade, on fait un rond avec une serviette tordue, de la grandeur de la place à fomenter, et on le met sur cette place ; les flanelles, mouillées et exprimées préalablement, s'appliquent dans l'intérieur de ce rond, et se recouvrent par une autre serviette, pliée en plusieurs doubles : par ce moyen la chaleur se conserve plus long-temps, et il n'y a de mouillé que ce qui doit l'être. Il faut empêcher que les fomentations ne se refroidissent, et pour cela on a deux pièces, dont l'une va et l'autre vient.

126. Il y a aussi deux sortes de frictions,

l'une sèche, et l'autre humide, qu'on appelle aussi embrocation. Les sèches se font
avec la main, des linges, de la flanelle,
des brosses : la direction qu'on doit leur
donner, le temps de leur durée, et la
force qu'on doit y mettre, doivent être
réglés par le médecin. Les frictions humides se font avec des linimens, des baumes,
des huiles et des onguens, prescrits par le
médecin, et que nous avons déjà dit, à
l'aphorisme 94, ne pouvoir être laissés à
l'arbitraire du garde ou des assistans. On
sera dispensé de frictionner avec la main
nue, dans les cas prévus à l'aphorisme 24

127. L'administration des lavemens roule
sur quatre objets : leur température, la
quantité de liquide qu'il faut employer,
la situation qu'il faut faire prendre au malade, et la manière de les donner. Le premier point est de ne jamais se servir que
d'une seringue très-propre et remplie fort
exactement.

128. Donnez-les toujours plutôt tièdes
que chauds, et jamais froids, à moins que
le médecin ne l'ait prescrit.

129. La quantité de liquide, lorsqu'elle n'a pas été désignée, est de deux à quatre onces pour les enfans nouveau-nés, jusqu'à l'âge d'un an; de quatre onces à huit, pour les enfans d'un âge plus avancé; de huit onces à douze, pour les jeunes gens, et de seize à vingt onces pour les grandes personnes. Si vous n'avez pas de seringues proportionnées à ces quantités, poussez-en le piston jusqu'au terme à peu près nécessaire, afin de ne pas injecter d'air avec l'eau du lavement.

130. Avant de donner le lavement, garnissez bien le bord du lit avec un drap en plusieurs doubles; ensuite faites placer le malade sur le ventre ou sur le côté, de sorte que les fesses fassent une saillie, et que les jambes et les cuisses soient pliées en dedans sur le ventre: lorsque le lavement est pris, engagez le malade à rester quelque temps couché sur le côté droit.

131. Pour le donner, on prend la seringue toute préparée et essuyée auparavant; on trempe le bout de la canule dans de l'huile, du beurre ou du sain-doux, chauf-

fés, si c'est en hiver : on la dirige le long
de la ligne moyenne qui part du fondement, et on l'enfonce dans le fondement
de la longueur de douze à quinze lignes ;
on étend le doigt indicateur de la main
gauche sur la canule, et on l'applique
sur l'endroit où on veut qu'elle s'arrête ,
afin d'empêcher, soit qu'elle n'entre trop et
qu'elle ne blesse l'intestin , soit qu'elle
n'aille toucher des tumeurs hémorrhoïdales
que le malade pourrait avoir : quand la
canule est bien logée, on pousse le lavement, en agissant d'une manière égale et
continue, et jamais par jets et à différentes reprises.

132. Les suppositoires sont des médicamens solides, destinés à être introduits dans
le fondement, surtout chez les enfans encore au maillot, pour leur tenir le ventre
lâche. On leur donne la forme d'un petit
bâton pyramidal, de la grosseur et de la
longueur du petit doigt , arrondi parfaitement : on les fait communément avec
du savon, qu'on pétrit, qu'on roule et qu'on
laisse sécher pour s'en servir. On les fait

aussi quelquefois avec du linge roulé, qu'on trempe dans de l'huile, de la cire, du miel, etc. Il n'y a d'autre remarque à faire sur les suppositoires, sinon que, dans ce dernier cas, quand ils sont faits avec du linge, il faut en fixer l'extrémité libre, afin qu'ils ne s'insinuent pas trop haut dans l'intestin.

133. Il faut avoir égard, dans le pansement des plaies des vésicatoires, à l'état journalier de la plaie. Tant qu'elle est enflammée, chaude, douloureuse, on se contente de la panser avec du beurre frais ou avec de l'huile d'olives, battue avec de l'eau, étendue sur une feuille de vigne ou de poirée: si elle suppure mal, et que la chose soit ordonnée, on mêle avec le beurre un peu de pommade à cautère; si elle suppure trop, on panse avec le cérat de Galien, et l'on applique ce même cérat, étendu sur des bandelettes de linge ou de papier brouillard, lorsque la plaie prend trop d'étendue. On lave d'abord son contour avec de l'eau tiède, on applique ensuite les feuilles enduites de beurre ou de cérat;

par-dessus, une compresse carrée en plusieurs doubles, et on maintient le tout
avec une bande assez ferme pour assujétir
la compresse et l'emplâtre, mais assez lâche
pour ne pas faire une compression sur la
plaie. Pour ne pas laisser celle-ci trop long-
temps à l'air, le pansement doit être fait
avec le plus de célérité possible.

134. Le cautère demande à peu près
le même pansement ; seulement on y met
un pois, une boule de cire, un pois
d'iris, d'orange, etc. La forme à donner à
ces pois est de les couper en deux, de
manière que la partie convexe se place
dans le cautère, et que la partie plate reste
au niveau de la peau : on y fait un trou
au milieu pour y passer un fil, qui sert à
retirer le pois, et on remplit de cire l'excé-
dant du trou. On ôte le pois qui se trouve
dans le cautère, avec adresse et légèreté,
et on y place le nouveau, sans le faire entrer de force, ni l'enfoncer : à cet effet,
il convient toujours que le pois soit beaucoup plus petit que le trou du cautère.
Dans les parties qui pourraient être expo-

sées au choc des corps, on recouvre le tout
d'une plaque d'argent ou de plomb.

135. Pour l'application des sangsues ,
on choisit celles qui sont grêles, longues,
qui ont la tête petite, le dos vert, rayé de
jaune ou tacheté de noir, et le ventre un
peu rouge : on a soin, pour qu'elles s'attachent plus vîte à la peau, de les tirer de
l'eau avant de les appliquer , et de les
tenir à sec dans un vase pendant quelque
temps.

136. On prend la sangsue près de la tête,
et on l'applique directement , ayant soin
de ne lâcher l'animal qu'après qu'il s'est
fixé; ou bien on la met dans un verre à liqueur, on l'approche de la partie, et on la
présente à l'endroit qu'on veut faire piquer,
avec l'attention de tourner la trompe de ce
côté-là et la queue du côté opposé. On a eu
soin auparavant de frotter la partie avec la
main , pour lui communiquer une certaine
rougeur. Suivant la quantité de sang qu'il
est ordonné de tirer, on multiplie le nombre des sangsues, ou on coupe la queue
à celles qui sont attachées, dès qu'on voit

qu'elles sont gorgées; par ce moyen elles
se dégorgent de suite, et le sang continue
à couler par cette ouverture, à mesure
qu'elles le sucent. Lorsqu'on juge que la
saignée est suffisante , si les sangsues ne
se détachent point d'elles-mêmes, il ne faut
pas les arracher; mais il suffit, pour leur
faire lâcher prise, de leur mettre sur le
dos un peu de sel. Après la chute des sangsues, laissez couler le sang une ou deux
minutes, lavez les piqûres avec de l'eau
salée, et appliquez dessus un peu de char-
pie râpée, de linge brûlé, ou de l'amadou,
le tout maintenu par une compresse et
une bande.

137. Lorsque les sangsues doivent être
appliquées près des ouvertures naturelles
du corps humain , bouchez auparavant les
ouvertures avec du linge ou du coton; et
si par inadvertence vous les aviez laissées
glisser dans les ouvertures, faites tout de
suite une injection avec de l'eau salée; réi-
térez-la jusqu'à ce que les sangsues soient
détachées et sorties, et prévenez le chirurgien.

138. Dans l'usage des bains, faites attention que votre malade ne les prenne jamais
aussitôt après le repas, ni pendant le temps
de la digestion. Préservez-le de courant
d'air dans l'endroit du bain, et que cet
endroit soit choisi vaste et assez aéré pour
dissiper les vapeurs à mesure qu'elles s'élè-
vent de l'eau.

139. La baignoire doit être garnie inté-
rieurement d'un drap ou d'une toile faite
exprès; on met à son extrémité la plus
large un coussin rempli de paille d'avoine,
de foin ou de crin; on y verse ensuite
plusieurs seaux d'eau froide, à laquelle
on ajoute de l'eau bouillante, et on agite
les eaux avec la main, afin de les bien mê-
ler. Lorsqu'on a le degré de chaleur con-
venable, on fait descendre le malade dans
la baignoire, on le fait asseoir sur le coussin; si l'eau ne lui parvient pas jusqu'au
cou, on en ajoute de la froide et de la
chaude, et l'on couvre la baignoire avec
son couvercle ou un drap.

140. Ne quittez pas le malade qui est
au bain; maintenez-y constamment le de-

gré de chaleur ordonné par le médecin,
en vous réglant sur le thermomètre à bains,
et en ajoutant de l'eau chaude. Suspendez
le bain si le malade est faible, ou s'il est
en sueur, et mettez la plus grande attention à le bien essuyer dans toutes les parties
du corps au sortir du bain, que celui-ci
ait été froid ou chaud : un drap de lit
chaud, dont on enveloppe le corps, convient généralement à cet effet. Il faut surtout prendre garde, au sortir d'un bain
chaud, que les pieds ne posent à terre ou
sur des linges froids.

141. S'il ne s'agit que de demi-bains,
faites que le malade ait de l'eau jusqu'au
nombril, et que ses épaules soient bien
couvertes. Pour le bain de jambes, le vaisseau dont on se sert doit avoir assez de
profondeur pour que l'eau aille jusqu'au-
dessous du genou. On fait asseoir le malade sur le lit, s'il est faible, et quelqu'un
se place derrière lui pour le soutenir ;
on met le vaisseau qui contient l'eau sur
un tabouret ou une chaise : lorsque les
jambes du malade sont dans l'eau, on

couvre le vaisseau avec une nappe en plusieurs doubles. Si l'eau se refroidit, on en ajoute de la chaude, qu'il faut toujours avoir prête. En retirant les jambes de l'eau, on les essuie avec un linge sec et fin ; on donne à tenir à un assistant celle qui a été essuyée la première, et lorsqu'elles le sont toutes deux, on ôte l'eau, et on couche le malade.

CHAPITRE III.

Administration et préparation des alimens pour les malades et les convalescens.

142. Persuadez-vous bien que la diététique, ou la direction du régime des malades, est la première base du traitement des maladies, qui exige tout le savoir d'un médecin ; par conséquent tenez-vous sur ce point, comme sur tous les autres, ponctuellement à l'ordonnance.

143. Souvenez-vous que les complaisances font souvent couler des larmes amères : ne croyez pas que les désirs immo-

dérés qu'éprouve le malade pour certaines espèces d'alimens, soient une indication pour les lui accorder; gardez-vous au contraire de les satisfaire, et renvoyez-le toujours à l'avis du médecin. Veillez en même temps à ce que quelques personnes officieuses, comme il ne s'en trouve que trop, ne glissent quelques alimens au malade ; et lorsque vous aurez été forcé de vous absenter, visitez de temps en temps son lit, pour vous assurer qu'il n'y a point d'aliment caché.

144. Faites-vous donner par le médecin l'indication des heures de jour et de nuit où vous devez nourrir le malade, afin de vous y conformer : cependant vous devez suspendre la nourriture, quelle qu'elle soit, s'il arrive un accès ou un redoublement de fièvre à l'heure où vous deviez la donner.

145. Plus la maladie a été aiguë, plus vous devez être attentif sur le régime dans la convalescence; car à cette époque on a souvent des goûts bizarres, et il est toujours très-dangereux de satisfaire son appétit.

146. Il est nécessaire que les gardes-malades connaissent la préparation des alimens légers qui conviennent aux malades, soit pour soustraire les riches à l'art souvent dangereux des cuisiniers, soit pour être plus utiles chez les pauvres. Cette connaissance peut d'ailleurs se limiter aux bouillons gras et maigres, aux crêmes de riz, d'orge, d'avoine, etc., aux soupes, aux panades, aux gelées, et enfin à la connaissance des qualités que doit avoir le lait, employé soit comme aliment, soit comme médicament.

147. Les bouillons gras ou de viande se font avec la chair de différens animaux, comme de bœuf, de mouton, de veau, de volaille, qu'on fait cuire dans une quantité d'eau proportionnée à celle de la viande et au degré de force qu'on veut donner au bouillon : on commence par bien dégraisser la chair, si elle est trop grasse; on la met ensuite sur le feu avec la quantité d'eau déterminée, dans un pot de terre (aphor. 113), et on la fait cuire à un feu égal et lent, de manière que l'ébullition

ne soit pas trop prompte, jusqu'à ce qu'elle
se détache et se sépare des os ; quand l'é-
bullition est bien établie, il se forme une
écume qu'on a soin d'enlever à mesure
qu'elle paraît. En général, il faut six heures pour le bouillon de bœuf ; quatre,
pour celui de mouton et de vieille volaille,
et deux pour le veau, le poulet et l'agneau.
Quand le bouillon est fait, on le passe et
on l'exprime légèrement. Vingt-quatre
onces de viande peuvent suffire aux bouillons d'un malade pendant vingt-quatre
heures, et fournir, par conséquent, à quatre livres de liquide.

148. On ne doit mettre ni lard ni viande
salée, ni épiceries, ni aulx, ognons ou
poireaux, dans les bouillons destinés aux
malades ; la moitié du sel des bouillons
ordinaires suffit ici : mais pour en corriger la fadeur, on peut y jeter un bouquet de quelques herbes, comme de cerfeuil, d'oseille, de chicorée et autres.

149. Les bouillons maigres ou sans viande se préparent en prenant quelques herbes, comme laitue, chicorée, etc., et quel-

quefois de l'orge, du riz et quelques croûtes de pain ; on les assaisonne d'un peu de sel et de beurre, et, lorsque la maladie le permet, d'un bouquet de fines herbes : on les fait bouillir pendant une heure dans une quantité donnée d'eau, on les passe au tamis et on les exprime légèrement.

. 150. On prépare les crèmes des malades avec le riz, l'orge, l'avoine, le sagou, etc : on fait crever ces graines, on les fait cuire ensuite dans l'eau, le bouillon ou le lait, suivant la prescription ; lorsqu'elles sont bien cuites, on les passe par un tamis, en pressant fortement ; on remet sur le feu tout ce qui a passé, et on y ajoute, si l'on s'est servi de l'eau ou du lait, du sucre, quelques zestes de citron et un peu de cannelle ; on fait bouillir de nouveau, jusqu'à consistance de crème. Il faut surtout avoir soin de remuer souvent, afin d'empêcher que les graines ne s'attachent au vaisseau ; précaution encore plus nécessaire lorsqu'on emploie les farines de ces graines, lesquelles sont très-disposées à former des grumeaux.

151. La plupart des soupes de malade se font au pain, au riz, au vermicelle ou à la semoule, cuits dans le bouillon gras, et plus rarement au maigre. Quelle que soit la soupe que vous prépariez, il faut la faire bien cuire à petit feu, sans fumée, la remuer et l'accroître souvent, pour qu'elle ne contracte ni mauvais goût, ni âpreté : il faut au moins qu'elle cuise pendant deux heures, et principalement la semoule et les pâtes faites avec du blé dur, dites pâtes de Gênes. Sa consistance ne doit être ni trop claire, ni trop épaisse, et il faut surtout éviter qu'elle ne soit trop salée, ce qui arrive lorsqu'on l'accroît plusieurs fois avec du bouillon déjà salé.

152. Les panades sont à proprement parler des crèmes faites avec le pain, et l'eau ou le bouillon de viande. On prend des croutes de pain recuites, c'est-à-dire passées de nouveau au four, ou grillées sans être charbonnées ; on les coupe en petits morceaux, on les fait cuire à l'eau ou au bouillon : lorsqu'elles sont bien ramollies, on les passe au tamis en bien expri-

mant. On remet sur le feu ce qui a passé;
on y ajoute, pour la panade au maigre, du
sucre, des zestes de citron ou de la cannelle. On laisse bouillir jusqu'à consistance
de crème; alors, si l'on veut rendre la panade plus nourrissante, on y délaye un
ou deux jaunes d'œufs, et on ne laisse
bouillir qu'un instant.

153. On est quelquefois obligé de recourir à la gelée pour nourrir les malades, et
on la prépare de la manière suivante. Prenez une vieille volaille, un jarret de veau
ou quelques pieds de mouton; mettez-
les (ou telle autre espèce de viande, ou
de la corne de cerf râpée, suivant les circonstances) dans une marmite ou un pot
de terre vernissée, avec suffisante quantité
d'eau; on bouche bien le pot, on fait cuire
doucement jusqu'à diminution des deux
tiers de l'eau: on fait refroidir un peu de
laliqueur sur une assiette, pour voir si elle
a pris de la consistance, et si elle se condense en gelée; si elle ne se condense
point, on ajoute un peu d'eau, et on continue la coction jusqu'à ce qu'on parvienne

à la condensation. On retire alors le vaisseau du feu, on dégraisse la liqueur avec
soin, on la passe et on l'exprime fortement :
on mêle ensemble un ou deux blancs
d'œufs, un peu de vin blanc et du suc
de citron; et environ trois onces de sucre
par livre de gelée: on bat bien ce mélange,
on le mêle avec la gelée; on fait bouillir
le tout légèrement : on passe ensuite la
liqueur, et on la met dans un lieu frais
et sec, jusqu'à ce qu'elle se congèle, ce
qui exige quelquefois l'intervalle de huit
à dix heures; mais on abrège ce temps,
et surtout en été, en couvrant de glace
le vaisseau dans lequel on fait refroidir
la gelée.

154. Il est bon de voir par soi-même
traire le lait qui doit servir d'aliment ou
de médicament au malade, pour être sûr
qu'il n'est pas altéré; s'il doit être pris
chaud, à la température de l'animal, allez
le recevoir dans un vaisseau qui ferme
bien, plongé lui-même dans un autre vase
rempli d'eau chaude, à moins qu'il ne
soit possible de faire venir l'animal auprès

du lit du malade : s'il s'agit de lait d'ânesse, veillez à ce que l'animal soit toujours propre, bien étrillé et bien nourri.

155. Si le malade a passé une mauvaise nuit, s'il a eu une indigestion, de la diarrhée, un accès ou un redoublement de fièvre, s'il a mauvaise bouche, des rapports ou des vents, suspendez l'usage du lait du matin, et avertissez le médecin.

156. Pour conclusion, vous devez savoir que, la vue, l'odorat et le goût étant pour ainsi dire les portes de la digestion, il faut chercher à les flatter pour solliciter l'appétit des malades, et pour rendre les alimens plus agréables à l'estomac : mettez par conséquent le plus grand soin à ce que les boissons et les alimens soient d'une saveur, d'une odeur et d'un aspect engageans ; que les vases eux-mêmes et le linge par sa blancheur contribuent à l'agrément des substances alimentaires, et, surtout, qu'il y ait dans toutes ces choses la plus grande propreté.

SECTION QUATRIÈME.

Des soins des gardes-malades dans plusieurs cas particuliers de maladies, et envers les femmes en couches et les petits enfans.

CHAPITRE PREMIER.

Des soins, dans plusieurs cas et accidens de maladie, envers les mourans et les convalescens.

157. Abondez plutôt dans le sens des malades en délire ou en frénésie; ne cherchez pas à les dissuader, car vous n'y parviendriez pas, et vous les irriteriez : ôtez de la chambre les objets qui les épouvantent, faites des changemens sur les murs ou sur le plancher où ils croient apercevoir des fantômes; donnez aux boissons et aux remèdes le nom des choses qu'ils désirent ou dont ils s'occupent. Mais, surtout, veillez à ce qu'ils ne se nuisent pas : ne les faites pas boire dans des vases fragiles et qu'ils peuvent briser avec les dents;

ayez toujours l'œil sur la porte et sur les
fenêtres; retenez-les dans le lit par la voie
de la douceur et de la persuasion, et
n'employez la force qu'à la dernière extrémité. Une camisole à longues manches
borgnes est préférable aux liens pour con-
tenir les délirans; mais si vous êtes forcé
de recourir aux liens, qu'ils soient placés
de manière à ne pas les blesser, et qu'ils
ne soient jamais ronds et d'un tissu dur,
capable de faire des contusions. Des draps
de lit, des serviettes et des bandes de
laine doivent suffire à cet usage.

158. Tenez à tous les malades qui sont
dans l'assoupissement, la tête et les épaules plus haut que le reste du corps, et
comme ils retombent toujours vers les
pieds du lit, placez-y à demeure une plan-
che qui les retienne. Avant de les faire
boire, examinez s'ils avalent; car souvent chez ces malades la boisson tombe
dans le canal de l'air, ce qui aggrave la
maladie.

159. Dans les accidens de mal caduc,
de vapeurs et autres convulsions, ne tentez

aucun remède avant d'avoir appelé le médecin : votre devoir consiste à lâcher toutes les ligatures des vêtemens du malade,
à le placer à terre sur un matelas, et à
empêcher qu'il ne tombe ou qu'il ne frappe
sur quelque corps dur ; à lui tenir les
dents écartées au moyen d'un linge roulé
ou d'un morceau de bois, pour qu'il ne se
morde pas la langue ; enfin , à écarter
d'auprès du malade la foule des curieux
et des importuns.

160. Lorsque durant la nuit et pendant
son sommeil votre malade se lève pour
marcher dans la maison et faire des actes
comme s'il veillait , ne le réveillez pas;
mais suivez-le en marchant devant lui, et
en écartant les meubles et tous les corps
durs contre lesquels il pourrait se heurter :
fermez soigneusement les portes et les fenêtres, de manière à empêcher qu'il ne
puisse les ouvrir.

161. Les maladies de la poitrine impo-
sent aux malades la loi du silence; vous
éviterez donc de fatiguer cette partie en
les faisant parler , et vous serez encore

plus attentif à écarter d'eux les visites importunes et inutiles.

162. Lorsqu'il y a une telle gêne de la respiration que les malades sont obligés de rester sur leur séant, vous emploîrez chez ceux qui peuvent le faire, un châssis carré de bois, portant à plat sur le lit, creusé de distance en distance par des crans, avec deux montans droits mobiles qui s'engraînent dans les crans, et qui peuvent, en avançant et en reculant, procurer au malade une situation plus ou moins inclinée, suivant ses désirs et les circonstances : suppléez à cette machine, chez ceux qui ne peuvent l'avoir, au moyen d'une chaise renversée, dont le siége se place en arrière et le dossier en avant, formant un plan incliné sur lequel on place les oreillers.

163. Lorsqu'il y a dévoiement, redoublez d'attention pour tenir le malade dans un état de propreté, pour empêcher que les matières, déjà âcres par elles-mêmes, ne le deviennent encore plus par leur séjour, et ne produisent des excoriations fâcheuses.

164. Lorsque vous devez remuer un malade qui a un membre luxé ou fracturé, faites-le de manière à lui conserver la position que le chirurgien lui a donnée; ayez un aide destiné uniquement à soutenir le membre dans cette position, et qui lui fasse suivre en même temps les mouvemens que vous donnez au reste du corps. Quand il s'agit de remuer un goutteux, un rhumatisant, ou tout autre malade qui a des douleurs, commencez toujours par faire soutenir la partie qui souffre, et ne laissez jamais pendant un membre douloureux.

165. Lorsque le froid saisit un malade dans son lit, couvrez-le plus que de coutume, et particulièrement les jambes et les pieds; faites chauffer des linges usés, que vous étendrez sur les parties les plus froides; passez la bassinoire entre le drap et les couvertures; faites de légères frictions sur les cuisses et sur les jambes avec une brosse à poils doux, ou avec de la flanelle; enfin, appliquez sous les pieds et entre les jambes, des bouteilles remplies d'eau chaude et enveloppées de serviettes.

166. Lorsqu'il survient inopinément de grandes pertes de sang, par le nez, par la bouche, par la matrice, par le fondement ou par une saignée; de grandes évacuations par le haut ou par le bas; de grandes sueurs, des taches ou des élevures à la peau; des faiblesses, des défaillances, ou tel autre accident extraordinaire; ou, dans les fractures, quand l'appareil se dérange, faites de suite appeler le médecin ou le chirurgien.

167. Dans quelque état que soit le malade, et lors même qu'il paraît tout-à-fait incapable de rien entendre, comprendre ni apercevoir, mettez néanmoins, vous et les assistans, la plus grande attention à ne rien dire ni faire qui puisse lui causer du chagrin ou lui ôter l'espérance. L'on doit savoir qu'en général *le sens de l'ouïe est celui qui meurt le dernier.*

168. La réunion des signes suivans annonce la mort réelle; face cadavéreuse, affaissement et obscurcissement des yeux, plus de pouls ni de respiration, froideur du corps, roideur des membres, odeur et commencement de putréfaction.

169. Aussitôt après la mort du malade,
vous ouvrirez les fenêtres de sa chambre,
pour y donner de l'air, et vous la parfumerez continuellement avec les fumigations
minérales (aphor. 31 et suivans); vous
laisserez le corps sur le lit, sans lui couvrir
la tête, et vous ne permettrez de le renfer-
mer dans un linceuil qu'après que vous
aurez reconnu tous les signes ci-dessus. A
défaut de ces signes, vous retarderez d'autant plus de le faire ensevelir, que la maladie et la mort auront été plus promptes;
mais vous ferez appeler le médecin, pour
tenter des secours convenables : car il faut
toujours avoir présent qu'à défaut de ces
précautions *plusieurs personnes sont des-
cendues vivantes dans le tombeau.*

170. Ne perdez pas de vue les convalescens; sortez avec eux, et accompagnez-les
partout : la faim, le caprice et l'ennui, leur
font souvent commettre des fautes irréparables. Amusez-les, et soyez ferme à ne leur
donner que la qualité et la quantité d'alimens prescrites par le médecin.

CHAPITRE II.

Des gardes des femmes en couches.

171. Les gardes des femmes en couches doivent être encore plus particulièrement d'un caractère gai et complaisant, sachant les amuser par des historiettes, et se prêter dans les maisons peu aisées aux différens soins du ménage : d'une autre part, elles doivent s'accoutumer de bonne heure à garder le secret le plus profond sur tout ce qui se passe sous leurs yeux.

172. La femme en couches étant très-susceptible, il faut lui épargner toutes les nouvelles désagréables ou fâcheuses, surtout celles qui ont rapport à la maladie ou à la mort d'autres accouchées, et n'admettre, dans le temps des visites, que les personnes sur la prudence et la discrétion desquelles on peut compter, conformément à l'aphorisme 10.

173. L'aphorisme premier et les suivans s'appliquent à ces sortes de gardes, comme à toutes les autres : elles doivent être essentiellement obéissantes aux prescriptions de

l'accoucheur ou de la sage-femme, dans
tout ce qui regarde la conduite de l'accouchée, sa chambre, son lit, sa nourriture,
le changement de linge, les mouvemens
qu'elle peut faire et les soins du nouveau-
né. Plus d'une accouchée a été la victime
de la présomption et de l'ignorance de sa
garde, ainsi que de sa soumission à ses
conseils, de préférence à ceux de son accoucheur.

174. Faites le lit des femmes en couches
de manière que la tête et la poitrine soient
un peu élevées ; le lit trop froid et le
lit trop chaud sont également nuisibles à
la femme nouvellement accouchée : vous
aurez donc eu soin, avant de transporter
la femme dans le lit qu'elle doit occuper
durant ses couches, de le bassiner, et de
lui donner une douce chaleur, analogue à
la saison et à la sensibilité de l'accouchée.

175. Les circonstances de l'accouchement rendant la situation d'être debout et
de marcher presque toujours pénible et
dangereuse, c'est une pratique salutaire,
et que les gardes doivent suivre, que de

porter dans son lit la femme qui vient de se délivrer, de ne pas lui permettre de marcher pour y aller, et de l'obliger à rester alitée.

176. Aussitôt que l'accouchée a été mise dans son lit, et bien garnie des linges nécessaires pour recevoir les lochies, il faut la laisser tranquille, et interdire l'entrée de sa chambre à toutes les voisines et amies qui pourront se présenter; mais il faut aussi, durant son sommeil, la regarder de temps en temps, pour reconnaître à la pâleur de son visage s'il ne survient point une perte, et pour, dans ce cas, avertir de suite l'accoucheur.

177. A cet égard il est nécessaire que les gardes sachent que ce n'est pas immédiatement après l'accouchement qu'on a à craindre ces pertes excessives, souvent si terribles; mais bien plusieurs heures après, et durant un sommeil en apparence tranquille: c'est ce qui fait qu'on doit alors redoubler de surveillance, et examiner la femme de temps en temps.

178. Mettez les accouchées à l'abri du froid, et surtout des courans d'air, soit au

moyen de couvertures, sans cependant trop les charger; soit en graduant le feu de leur chambre d'une manière proportionnée aux circonstances et à la saison. Les aphorismes 45, 46, 47 et suivans, ne sont pas moins ici d'une rigoureuse application. Ne permettez pas non plus qu'on y porte des fleurs, ni qu'on y introduise des odeurs, agréables ou désagréables.

179. Gardez-vous bien de cette pratique populaire, encore trop commune, qui consiste à donner des cordiaux ou des alimens très-assaisonnés aux nouvelles accouchées, dans l'intention de relever les forces abattues par l'enfantement: cette pratique a occasioné la mort de beaucoup de femmes. Hors certains cas, qui doivent être prévus par l'accoucheur ou la sage-femme, les bouillons légers et les boissons adoucissantes sont les seuls alimens qu'on puisse régulièrement permettre à celle qui vient de se délivrer.

180. La tranquillité, le repos et le sommeil étant spécialement nécessaires à une nouvelle accouchée, vous veillerez avec

le plus grand soin à ce qu'on ne fasse point
de bruit, à ce qu'on ne marche dans sa
chambre que sur la pointe des pieds, et
qu'on ne lui parle qu'à voix basse et aussi
peu qu'il est possible : étendez sur le plancher des tapis, des nattes ou des linges,
graissez les loquets et les verroux des portes ; et si ces moyens vous manquent et
que vous ne puissiez pas empêcher le bruit,
bouchez plutôt les oreilles de l'accouchée
avec du coton.

181. Un rien pouvant altérer la santé
de la femme en couches, recommandez-lui
de se garantir de toutes les impressions qui
peuvent supprimer la transpiration ; empê-
chez-la de se peigner, de découvrir la tête,
le cou et le sein : éloignez d'elle toutes les
causes capables de produire une forte sen-
sation, même agréable ; à plus forte raison,
ce qui pourrait l'attrister ou la mettre en
colère, passion qui a été funeste à plusieurs
accouchées : il est même utile quelquefois d'attendre plusieurs jours avant de lui
révéler le sexe de l'enfant.

182. Indépendamment du besoin de la

9

propreté, comme il est très-nécessaire que
l'accoucheur porte un jugement sur l'état
des lochies, sur leur quantité et leur qualité, sur la facilité ou la difficulté de leur
cours, ayez soin, pour qu'il puisse les
examiner, de changer souvent de chauffoir
ou de linges, surtout les premiers jours;
même, sur la fin, il convient toujours d'en
changer deux fois par jour : ces linges
seront très-propres, secs et chauds.

183. A chaque changement de chauffoir,
vous aurez soin aussi de laver et d'étuver
les parties, soit avec de l'eau tiède, soit
avec une décoction adoucissante tiède : ne
vous permettez pas d'autre lotion sans
avoir pris l'avis de l'accoucheur, auquel
vous aurez rendu compte de l'état des
parties. Du reste, les différens soins de
propreté indiqués aux aphorismes 58, 59
et 69, sont également indispensables pour
les femmes en couches.

184. Le temps de rester au lit doit être
réglé par l'accoucheur ou la sage-femme;
mais, en général, il doit être au moins
d'une semaine, et plus long, si l'accouche-

ment a été très-pénible : il faut obliger la femme, pendant ce premier temps, à rester bien étendue et couchée sur le dos.

185. Tenez en garde les accouchées de toutes les classes, contre les dangers qu'il y a à abandonner trop tôt la chambre, à vaquer à leur ménage, à prendre l'air froid et à toucher de l'eau froide, pendant tout le temps de l'écoulement des lochies : mettez devant leurs yeux les maux irréparables auxquels elles s'exposent, ainsi que leur famille, par défaut de prévoyance et de précautions.

186. Plusieurs observations paraissant établir un caractère contagieux dans quelques fièvres puerpérales ; il résulte de ce fait que les gardes des accouchées ne doivent pas fréquenter les maisons des autres femmes en couches.

CHAPITRE VI.

Des gardes des enfans au berceau.

187. En recevant l'enfant au moment de sa naissance des mains de l'accoucheur ou de la sage-femme, prenez-le adroite-

ment, mettez-le dans des linges mous, bien secs, un peu chauds, et placez-le dans un lieu sûr, jusqu'à ce que l'accoucheur puisse quitter un moment la mère pour l'examiner.

188. Si on vous charge de le laver et de le décrasser, vous le ferez, en hiver, auprès du feu; vous frotterez légèrement et à plusieurs reprises la surface de son corps, avec une éponge imbibée d'eau tiède, d'eau de savon, d'eau vineuse, suivant que cela sera prescrit par l'accoucheur: vous nettoierez aussi avec un linge fin les narines, les oreilles, la bouche, les yeux et tous les orifices de l'enfant; ensuite vous sécherez en frottant doucement avec des linges fins.

189. Ces soins achevés, l'enfant se met dans des langes d'une toile souple, propres et bien secs, et l'on a soin de fixer et de garantir le bout flottant du nombril : on l'enveloppe, sans le serrer, dans une petite couverture, en faisant rabattre un linge doux pour qu'elle ne touche point le visage. La tête surtout doit être maniée avec

ménagement et être bien couverte ; on met
un linge fin derrière les oreilles, après les
avoir saupoudrées avec de la poudre de
lycopodium ou de vieux sarmens, pour
les empêcher de se coller ; on place sur
les fontanelles une toile fine pliée en plusieurs doubles , et on l'assujétit par un
béguin qu'on fixe en devant par un nœud
de ruban large et plat, avec la précaution
de ne pas écraser les oreilles.

190. L'arrangement ci-dessus est ce qui
convient le plus à la nature délicate des
nouveau - nés, ainsi qu'au développement
de leurs organes, qui ne peut qu'être gêné
par le maillot ; vous tâcherez donc d'en dissuader les parens, et, si vous ne pouvez
y parvenir, observez en le pratiquant les
trois précautions suivantes : que les bras
soient maintenus alongés le long des
parties latérales du corps; que la tête soit
affermie dans une attitude droite à la
figure perpendiculaire du corps, et que
les bandes du maillot soient maintenues
d'une manière assez ferme pour soutenir
et comme mouler le corps, mais qu'el-

les ne soient point assez serrées pour le gêner.

191. En couchant le nouveau-né dans son berceau, placez-le d'abord à plat sur le dos, et ensuite, après vingt-quatre heures, soulevez un peu sa tête et sa poitrine avec un oreiller qui doit s'étendre jusque sous les épaules : sa position doit être sur le côté, tantôt sur l'un tantôt sur l'autre, pour favoriser la sortie des flegmes ; et vous aurez soin d'ôter les dernières à mesure qu'elles sortiront.

192. Placez le berceau dans un endroit où il soit à l'abri de l'action directe de l'air extérieur qui vient des portes ou des fenêtres mal fermées, ou de deux ouvertures qui se correspondent, placez-le aussi de manière qu'une lumière trop vive ne frappe point comme avec force les yeux des enfans lorsqu'ils commencent à y voir : évitez pareillement que la lumière ne frappe sur eux par côté ; faites qu'elle vienne par derrière, ou même par devant, si elle est assez douce : faites surtout qu'elle soit toujours égale pour les deux yeux.

193. Beaucoup d'enfans périssent par le mauvais air, par le froid, ou par un excès de chaleur ; sachez éviter ces extrêmes : ne les laissez pas séjourner dans des lieux bas, humides, étroits et renfermés : surtout gardez-vous de les coucher avec vous ou de les laisser coucher avec leur nourrice.

194. Dès que l'enfant est mouillé ou mal-propre, changez les couches et ses langes, parce que cela est nécessaire à son sommeil et à sa santé. L'eau et le savon suffisent rarement à les bien nettoyer ; il vaut mieux les laver à une lessive de cendres. Lavez également l'enfant lui-même avec un linge ou une éponge trempée dans l'eau tiède, que vous aiguiserez de temps à autre d'un peu d'eau-de-vie.

195. Il faut toujours apaiser le plus tôt possible les cris des enfans, parce qu'ils occasionnent des descentes ; et pour les apaiser, il faut en chercher la cause : elle consiste souvent dans des piqûres d'insectes, dans une épingle mal placée ou déplacée, dans une mauvaise situation,

trop de chaud ou trop de froid , des linges sales , mouillés , le besoin de nourriture , etc. Le chant et le berçage calment ordinairement l'agitation des enfans, quand on a enlevé la cause matérielle : mais il faut que ce dernier soit lent , uniforme et jamais précipité ; autrement il les étourdit et peut les disposer à des maladies convulsives.

196. Gardez-vous bien surtout, pour apaiser les cris des enfans et les faire dormir, de leur donner de la thériaque ou du sirop de pavots ; cette pratique meurtrière , usitée dans plusieurs pays , fait périr beaucoup de ces petits innocens, et dispose ceux qui n'en meurent pas d'abord , à l'épilepsie et à d'autres convulsions. Pour cette raison, gardez-vous aussi de vous adresser directement à des apothicaires ou à des femmes qui prétendent guérir les enfans ; car ces gens ne peuvent rien connaître aux maladies, et leur savoir n'est fondé que sur votre crédulité et sur le calme trompeur procuré par l'opium. Lorsque, malgré vos soins, les cris et les veilles

d'un enfant annoncent une douleur cons-
tante, adressez-vous de suite à un médecin.

197. Quand vous portez les enfans aux
bras, mettez-les tantôt à droite et tantôt à
gauche; ne les prenez jamais par une partie éloignée du centre du corps, mais ayez
soin de les soutenir également partout.
L'usage que l'on a à Strasbourg, de porter
les petits enfans dans un coussinet long,
plié en double sur leur corps et fermé par
des rubans, est très-propre à les garantir
de tout accident. Ne vous amusez pas à es-
sayer de les faire soutenir de trop bonne
heure, avant le neuvième mois, sur leurs
petits pieds. L'ignorance ou l'oubli de
ces précautions est la cause de beaucoup
de difformités.

198. Ne donnez ni vin ni liqueurs spiritueuses aux petits enfans. Si le lait de la
nourrice ne leur suffit pas, soignez avec
une attention particulière les bouillies et
crèmes que vous y ajoutez, pour qu'elles
soient bien cuites et qu'elles ne contiennent point de grumeaux : préférez au sur-
plus, comme de plus facile digestion, les

crèmes de pain à celles des farineux, et préparez-les suivant les règles des aphorismes 150, 151 et 152.

199. Il est des maladies des enfans, telle que le croup, qu'on ne peut guérir qu'en les attaquant dès leur commencement; mais alors leur légèreté apparente fait qu'on n'appelle pas le médecin, et c'en est fait du petit malade. L'expérience vous avertit donc que rien n'est léger pour les enfans, et qu'aussitôt qu'ils sont indisposés, et surtout qu'ils ont la toux, il faut les faire voir à un médecin. *

---

* L'auteur s'était d'abord proposé d'ajouter à cette section un septième chapitre, sur les gardes des insensés, service qui exige un talent, une adresse et des qualités particulières; mais ce sujet, d'un intérêt moins universel, aurait peut-être grossi inutilement ce Manuel, et il fera la matière d'un chapitre dans un traité pratique que l'auteur prépare sur l'aliénation mentale.

TABLE DES MATIÈRES,

Par ordre alphabétique, suivant les numéros des aphorismes.

~~~~~~~~

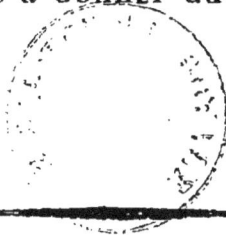

Ouvrages du même Auteur, qui se trouvent chez F. G. LEVRAULT, imprimeur-libraire, rue des Juifs, n.º 33, à Strasbourg.

Traité de médecine légale et d'hygiène publique, ou de police de santé; adapté aux Codes du royaume et aux connaissances actuelles, à l'usage des gens de l'art, de ceux du barreau, des Jurés et des Administrateurs de la santé publique, civils, militaires, et de marine; 6 vol. in-8.º

Essai de physiologie positive, appliquée spécialement à la médecine pratique; tom. 1.ᵉʳ, in-8.º

De Apoplexia, disquisitio theoretico-practica; 3 vol. in-8.º

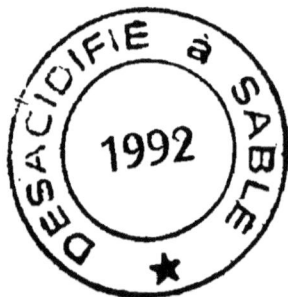

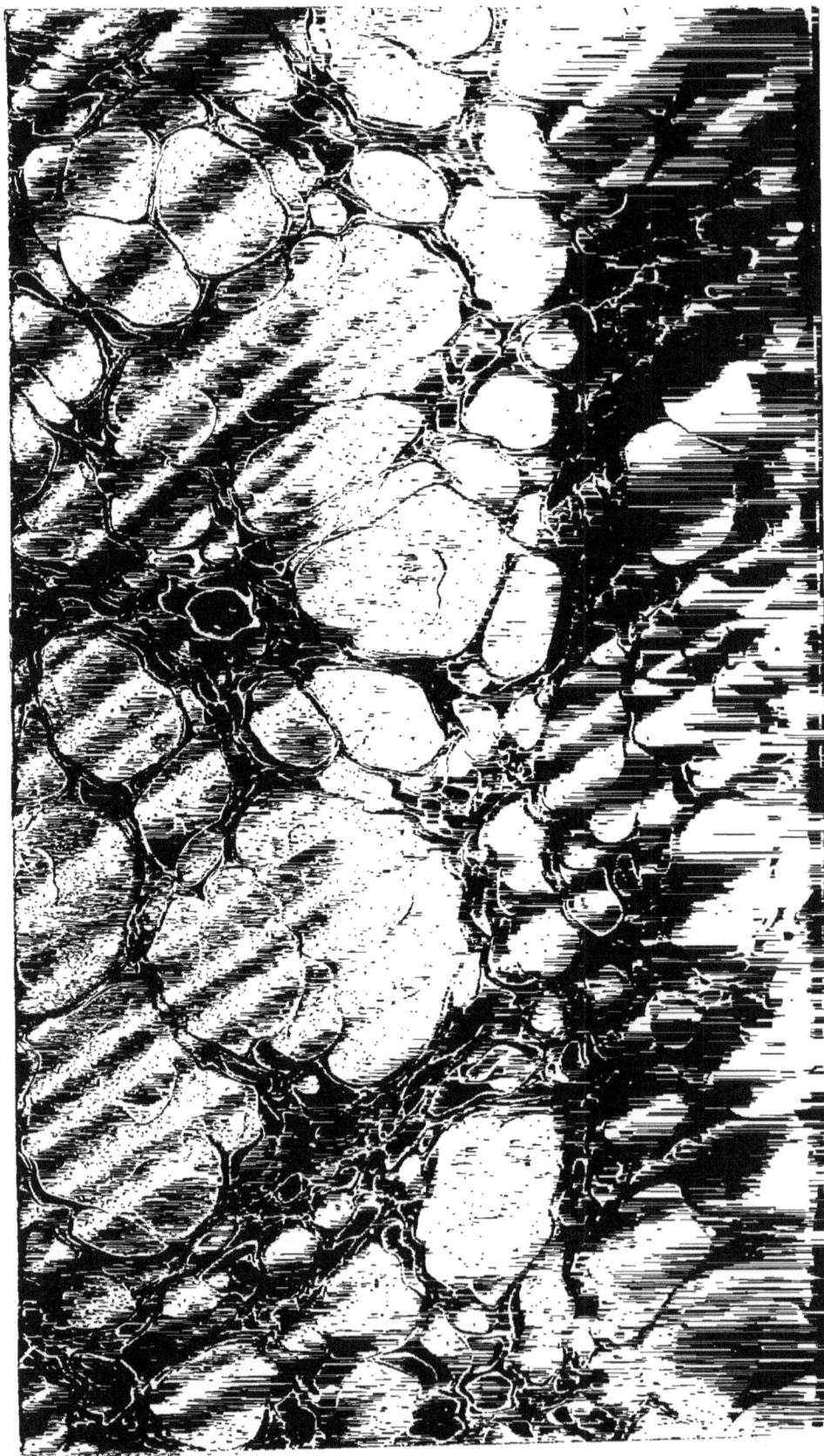

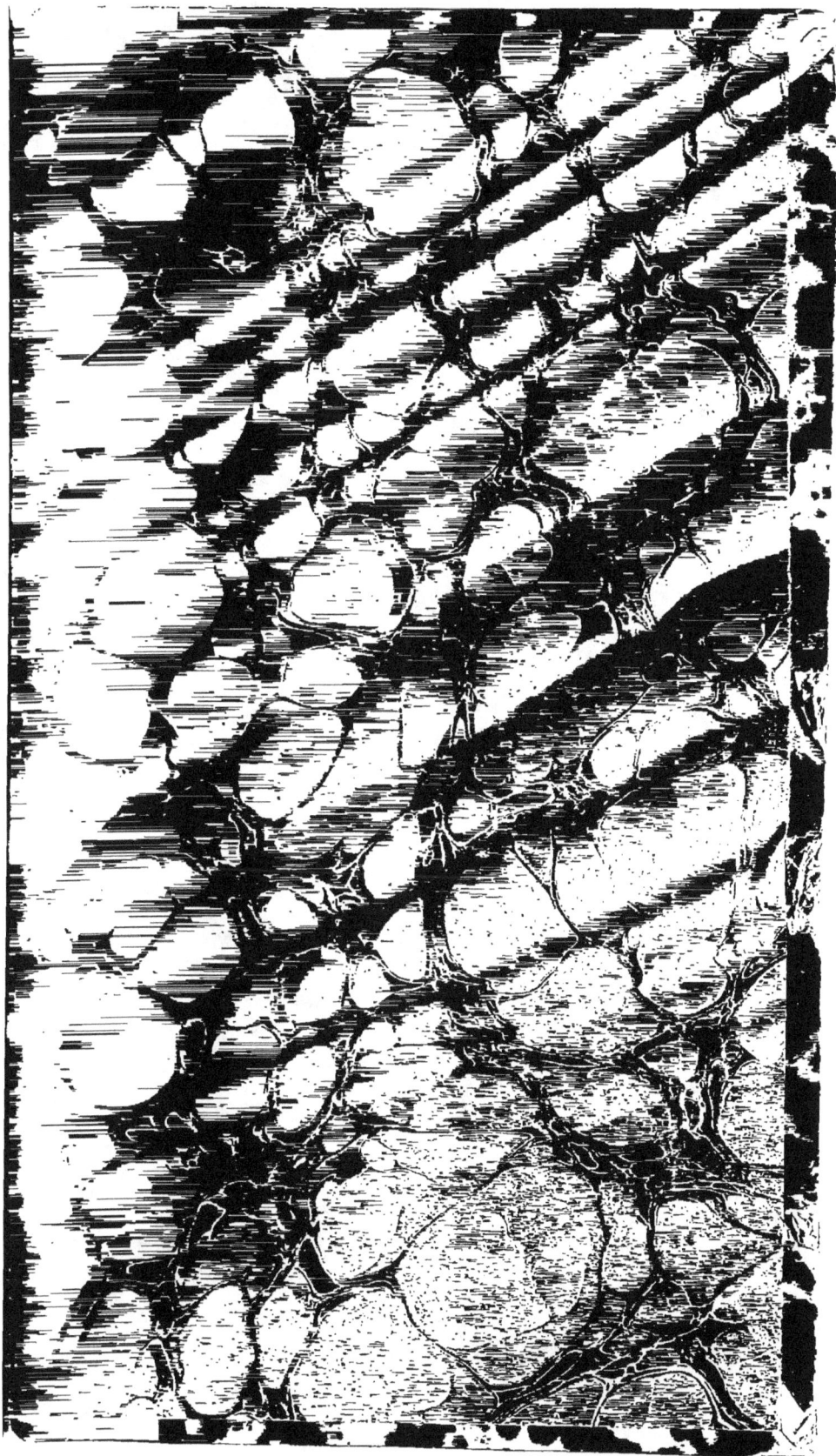

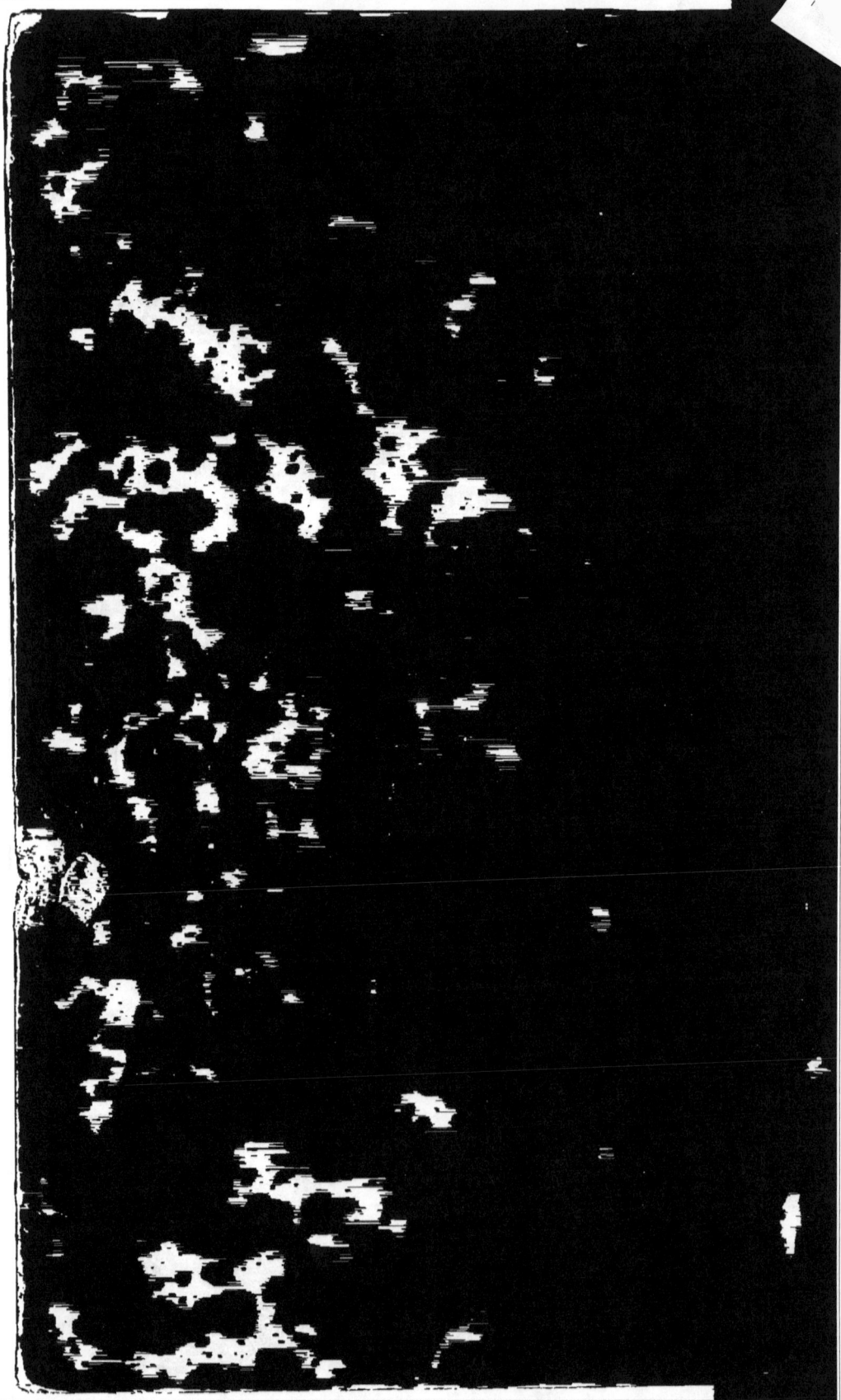